Sabrina Herber

Aromatherapie in der häuslichen Pflege

ulmer

Sabrina Herber

Aromatherapie in der häuslichen Pflege

Inhaltsverzeichnis

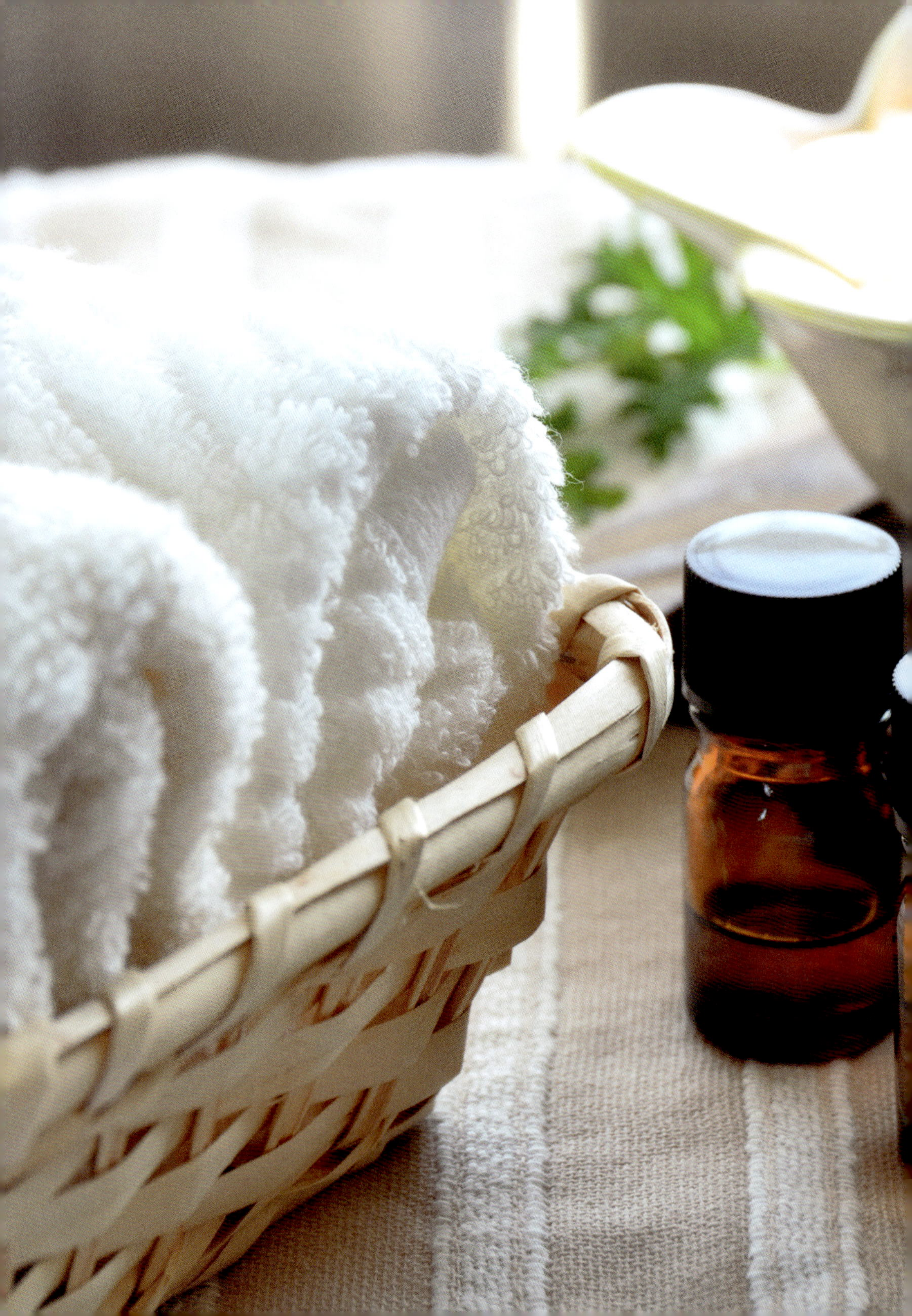

Vorwort

Mit der Geburt meines ersten Kindes 1992 und dem zeitgleichen Umzug in ein kleines Haus mit großem Garten war mein Interesse an einer natürlichen Lebensweise und der Wirkung von Heilpflanzen und Kräutern geweckt. Schon meine Ur-Großmutter schätzte die Naturheilkunde sehr und besuchte regelmäßig einen Homöopathen.

Durch die spätere Arbeit in der Altenpflege und durch die Eröffnung eines Bioladens mit meiner Schwester lernte ich die ätherischen Öle kennen und schätzen.

Die Begleitung meiner Großmütter während ihrer letzten Lebenstage bestärkte mich darin, meinen Weg mit den ätherischen Ölen weiterzugehen und eine Ausbildung zur Aromaexpertin bei Primavera zu machen. Deshalb möchte ich dieses Buch besonders meiner Oma Else und nicht zuletzt meiner Oma Irma, die ich einige Jahre zu Hause gepflegt habe, widmen.

In den folgenden Jahren bildete ich mich in vielen Bereichen weiter, so wurde die Hospizbegleitung für mich eine Herzensangelegenheit. Mein Wissen in der Aromatherapie und der duftkommunikativen Arbeit werden durch viele Seminar- und Kongressbesuche ständig erweitert. Eine Reise nach Irland zu Eliane Zimmermann brachte mir viele aromatherapeutische Pflanzen auf ganz besondere Weise näher.

Seit 2002 unterrichte ich Pflegende und daran interessierte Menschen. 2008 erfüllte ich mir einen großen Traum und eröffnete meine ViVere Schule für Aromatherapie und Aromapflege. In den vergangenen Jahren ist nicht nur die Schule stetig gewachsen, sondern auch das Seminarangebot. Es umfasst außer der Aromatherapie viele weitere Themen rund um die komplementäre Pflege. Dies erforderte im Jahr 2016 einen Umzug in ein größeres Holzhaus mit Gästezimmer für Referenten und Seminarteilnehmer.

Die Seminare werden durch einen großen Kräuter- und Wildblumengarten optimal ergänzt. So können die Teilnehmer die Pflanzen und die ätherischen Öle mit allen Sinnen erleben.

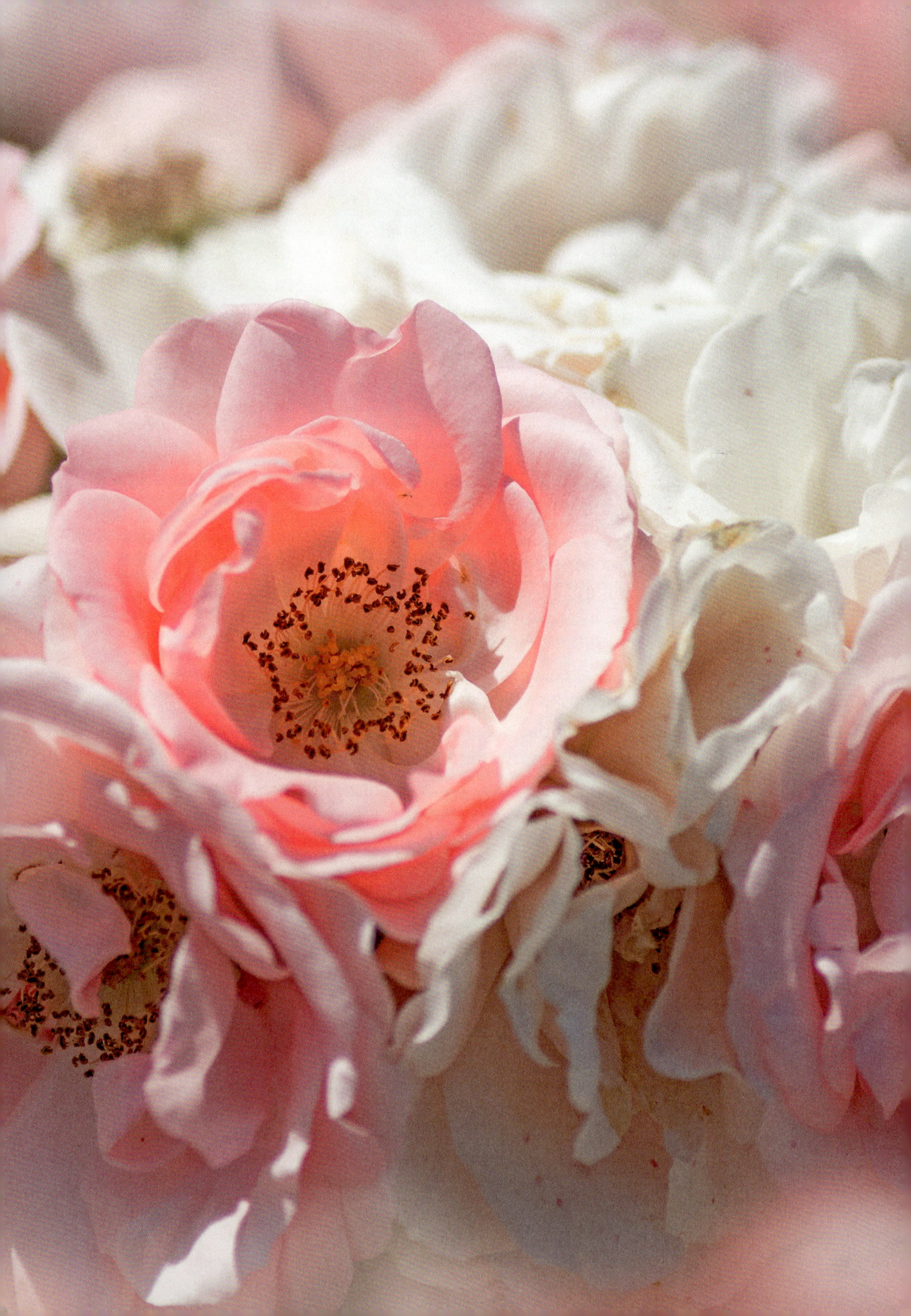

Einleitung

Düfte beeinflussen und begleiten uns ein Leben lang. Schon im Mutterleib ist der Geruchssinn voll ausgebildet und spielt für die weitere Entwicklung des Neugeborenen eine große Rolle. Nach der Geburt kann der Duft der Mutter das unruhige Baby beruhigen.
Auch die Vielfalt von Geschmacksaromen wird erst durch den Geruchssinn wahrgenommen. So ist es kaum verwunderlich, dass bei Schnupfen plötzlich alle Speisen gleich schmecken.

Gerüche sind stark mit Erinnerungen und Gefühlen verknüpft. Deshalb erinnern wir uns beim Duft von Zimt und Orangen an die Weihnachtszeit und fühlen uns dabei rundum wohl. Aber auch das Gegenteil kann der Fall sein, und unangenehme Erinnerungen können wachgerufen werden, wie zum Beispiel der Geruch, der uns beim Besuch des Zahnarztes schon im Wartezimmer empfängt. Dieser löst sogleich ein mulmiges Gefühl im Bauch aus, der Puls wird schneller, die Hände werden feucht und ein unwohles Gefühl macht sich breit.

Düfte begleiten uns jeden Tag.
Die Anwendung ätherischer Öle im Pflegebereich wird seit vielen Jahren in Krankenhäusern, bei der Geburtshilfe und auch in Pflegeheimen praktiziert. Ätherische Öle haben eine starke Wirkung auf unser seelisches Wohlbefinden, wirken aber auch antibakteriell, antiviral und antimykotisch und werden deshalb auch therapeutisch eingesetzt.

Die Verwendung ätherischer Öle ist verbunden mit Zuwendung und Aufmerksamkeit dem Patienten gegenüber. Dadurch entsteht eine angenehme Atmosphäre.
Durch Nähe und Berührung, wie zum Beispiel bei Einreibungen und Streichungen, kann Wohlbefinden bei allen Beteiligten geschaffen werden.
Wenn ein Mensch schwer erkrankt, gerät vieles durcheinander. Die Angst vor dem Ungewissen und vor dem, was bevorsteht, bestimmt von nun an den Alltag. Die Ratschläge von Ärzten und/oder Angehörigen, die es nur gut meinen und selbst oft hilflos sind, können Betroffene sehr verunsichern. Kranke Menschen geraten in einen Kreislauf, der überwiegend von der Schulmedizin (fremd-) bestimmt wird. Doch genau in dieser Zeit braucht der Mensch auch eine andere Form von Pflege und Zuwendung, denn Medikamente und therapeutische

Maßnahmen hinterlassen nicht selten ihre „Spuren". Viele Begleiterscheinungen könnten mit wenigen Tropfen ätherischer Öle gemildert und sogar verbessert werden.
Gerade dort, wo die Schulmedizin an ihre Grenzen stößt, sind ätherische Öle wertvolle Helfer. Sie machen nicht selten das Leben wieder ein Stück lebenswerter, zaubern ein Lächeln in verzweifelte Gesichter, mildern Ängste, pflegen die Haut und können sogar helfen Schmerzen zu lindern.
Dieser Ratgeber soll für pflegende Angehörige, Betroffene und auch Pflegende ein leicht verständliches und wertvolles Nachschlagewerk sein. Denn Düfte verbinden, schaffen Vertrauen und tun nicht zuletzt jedem gut. Alle an der Pflege Beteiligten profitieren von der Anwendung ätherischer Öle, denn: ***„Wohlbefinden geht durch die Nase."***

Was ist Aromapflege?

Unter dem Begriff „Aromapflege" versteht man den fachkundigen Einsatz ätherischer Öle, naturbelassener Pflanzenöle und Hydrolate in der Gesundheits- und Krankenpflege. Sie dient der Gesundheitsförderung und dem Wohlbefinden sowie der Linderung von pflegerelevanten Beschwerden.

TIPP

Mit ätherischen Ölen haben pflegende Angehörige eine wundervolle Möglichkeit, die Erkrankten auf „sinnliche" Weise vielfältig zu „berühren".

Der Begriff Aromapflege entwickelte sich aus dem Begriff Aromatherapie und wird im Pflegeberuf benutzt. Hierbei handelt es sich um eine komplementäre Pflegemethode als Teil der Pflanzenheilkunde. Bei der Aromapflege erfolgt die Anwendung der ätherischen Öle über den Geruchssinn und die intakte Haut. Die Aromapflege umfasst pflegerische und prophylaktische Maßnahmen. Der Mensch, mit all seinen individuellen Bedürfnissen, steht dabei immer im Mittelpunkt.

In der häuslichen Pflege kann die Aromapflege den zu pflegenden Menschen unterstützen, seine Lebensqualität steigern und auch den pflegenden Angehörigen das Gefühl vermitteln, nicht hilflos „dabei zu stehen", sondern mit „duften" Mitteln aktiv etwas Sinnvolles zu tun.
So können zum Beispiel Nebenwirkungen von Medikamenten und Therapien wie Übelkeit, Mundtrockenheit oder Jucken der Haut gemildert werden, was zu einer Verbesserung der Lebensqualität führt. Auch Gefühle wie Angst, Unruhe oder Traurigkeit können mit Hilfe von Düften verbessert werden und dadurch für mehr Wohlgefühl sorgen.

Mit Hilfe der angenehmen Gerüche können Barrieren überwunden werden, der Patient erlebt besondere Aufmerksamkeit und Zuwendung. Aromapflege ist eine ganzheitliche Pflege, weil die individuellen Bedürfnisse des Patienten bei der Auswahl der ätherischen Öle immer berücksichtigt werden. Dadurch fühlt er sich angenommen und wird mit seiner Erkrankung nicht alleine gelassen.
Berührung spielt bei der Verwendung ätherischer Öle eine große Rolle, da die Aromapflegemischungen meist Anwendung auf der Haut finden. Sie werden eingerieben, einmassiert oder mit Ausstreichungen von Händen oder Füßen aufgetragen. Auch beruhigende oder belebende Waschungen nehmen einen großen Platz in der täglichen Pflege ein.
Die Aromapflege kann in der häuslichen Pflege in folgenden Bereichen Anwendung finden:

- Raumbeduftung/Raumspray
- Angst, Unruhe
- Schlafstörungen
- Hautpflege der intakten Haut
- Anwendungen zur Prophylaxe (z.B. Dekubitus-, Pneumonie-, Intertrigoprophylaxe)
- Waschungen und Bädern
- Mundpflege

Mit Hilfe dieses Ratgebers können Angehörige die ätherischen Öle und somit die Aromapflege einfach und sicher anwenden. Zudem ist sie oft preiswerter als herkömmliche Pflegeprodukte.
Alle beschriebenen aromapflegerischen Anwendungen dienen dem Wohlbefinden und sind als begleitende Pflegemaßnahmen zu verstehen. Sie ersetzen in keinem Fall eine erforderliche medizinische Versorgung.
Dieses Buch richtet sich hauptsächlich an pflegende Angehörige. Aus diesem Grund war es mir wichtig, weitgehend auf Fachbegriffe und die genaue Beschreibung der Inhaltsstoffe der ätherischen Öle zu verzichten. Weiterführende Literatur zur Aromatherapie finden Sie im Anhang dieses Buches.

Aromapflege baut Brücken, schafft Vertrauen und persönliche Zuwendung – kurz gesagt „Aromapflege tut allen Beteiligten gut."

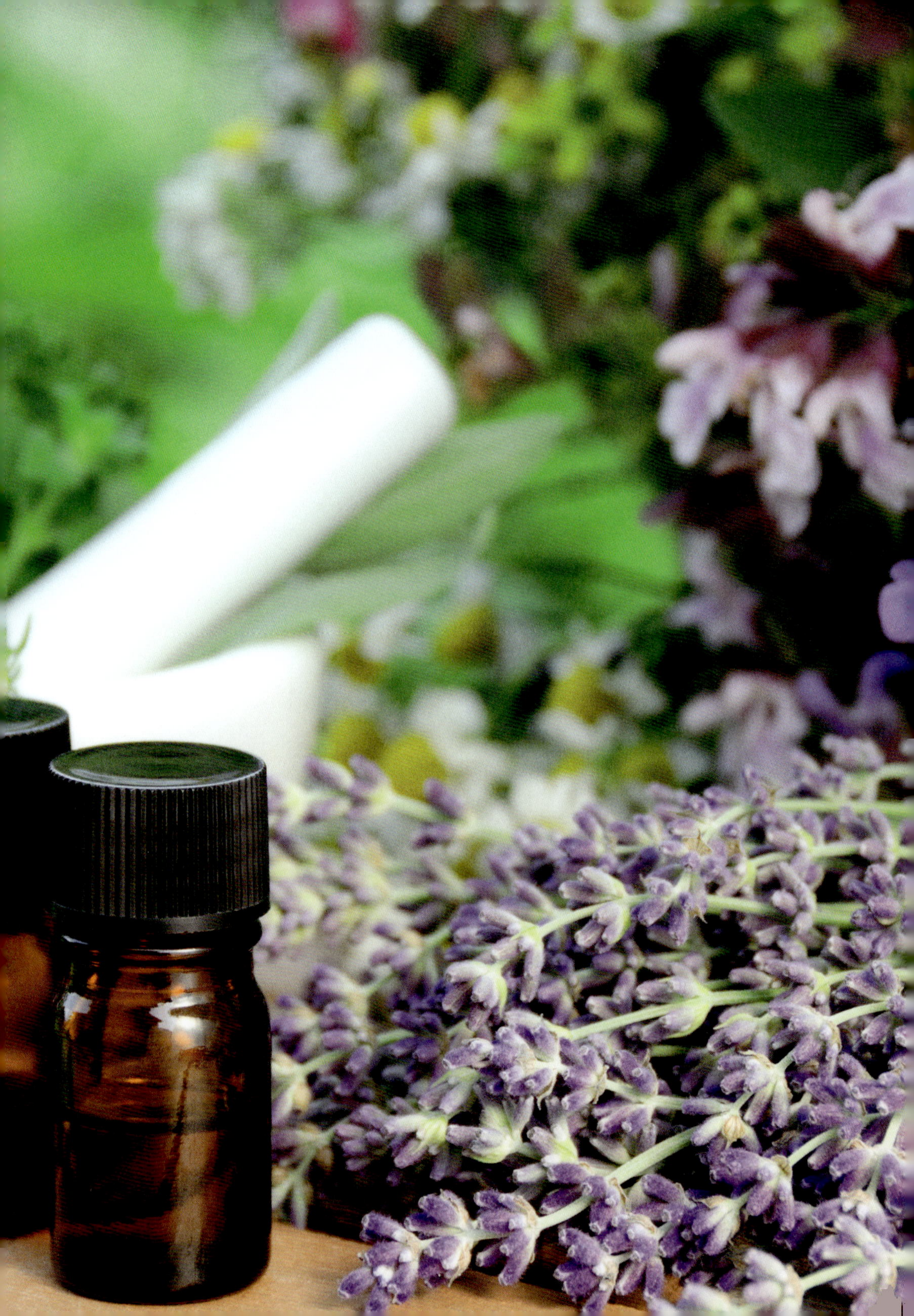

Allgemeine Informationen

Ätherische Öle

Was sind ätherische Öle?

Ätherische Öle werden aus vielen unterschiedlichen Pflanzen gewonnen. Das Wort „ätherisch" bedeutet so viel wie „himmlisch". Es handelt sich um hochkonzentrierte pflanzliche Stoffe. Ein ätherisches Öl enthält eine Vielzahl – manchmal mehrere hundert – unterschiedliche Inhaltsstoffe. Diese bilden sich aus dem Stoffwechselprozess der Pflanze. Sie befinden sich in den Öldrüsen der Pflanze, aus der das ätherische Öl gewonnen wird; in unterschiedlichen Pflanzenteilen wie zum Beispiel den Blättern, Blüten, Wurzeln oder Nadeln. In den Zitrusfrüchten, zum Beispiel, befinden sie sich in der Schale. Ätherische Öle sind leicht flüchtig und nicht wasserlöslich. Sie enthalten kein fettes Öl und hinterlassen deshalb auch keine Fettflecken. Sie sind nicht mit kaltgepressten Pflanzenölen, wie zum Beispiel Olivenöl, Sonnenblumenöl oder Mandelöl zu verwechseln. Ätherische Öle werden meist hoch verdünnt verwendet, zum Beispiel in Pflanzenöl oder Alkohol. Als Bade- oder Waschzusatz müssen sie zuerst emulgiert werden. Dazu eignen sich (Kaffee-) Sahne, Pflanzenöl oder Salz.

Leitfaden für den Einkauf

Qualität ätherischer Öle:
Woran erkennt man qualitativ hochwertige ätherische Öle?

Folgendes sollte auf dem Etikett oder einem Beipackzettel zu finden sein:

- ✓ Deutscher Name des Öls
- ✓ Botanischer Pflanzenname
- ✓ Gewinnungsart (z. B. Destillation, Kaltpressung)
- ✓ Ursprungsland
- ✓ Angabe des Pflanzenteils, aus dem das Öl gewonnen wurde, z. B. Rose: Blüte
- ✓ Angaben über den Anbau (kbA, Demeter, konventionell, Wildsammlung usw.)
- ✓ 100 % naturreines ätherisches Öl
- ✓ genaue Füllmenge
- ✓ Chargennummer
- ✓ Sicherheitshinweise
- ✓ Gefahrenzeichen
- ✓ Genaue Angabe von Zusätzen, wie z. B. Alkohol
- ✓ Haltbarkeitsdatum

Begriffserklärung

Naturreine ätherische Öle – genuine Öle

Die aus den Pflanzen gewonnenen ätherischen Öle wurden nicht verändert. Nur diese ätherischen Öle sollten in Therapie, Pflege und nicht zuletzt auch von „Jedermann" zur Anwendung kommen!

INFO

Für die Qualität der ätherischen Öle ist u.a. wichtig, dass die Pflanzen ohne Pestizide wachsen dürfen, dass sie zum optimalen Zeitpunkt geerntet werden, dass die Öle naturbelassen (genuin) sind und ihre Haltbarkeit beachtet wird.

Apothekenqualität – DAB Öle

Hierbei handelt es sich um ätherische Öle, welche dem Standard des Deutschen Arzneibuchs (DAB) entsprechen müssen.
Im DAB Ph.Eur. 9.0 (Band 9) werden derzeit ca. 30 ätherische Öle aufgelistet, die eine vorgeschriebene Zusammensetzung vorweisen müssen. Wird dieser Standard nicht erreicht, muss ggf. nachgebessert werden.
Es gibt keinerlei Anforderungen an Anbaumethoden oder Herstellungsverfahren.
Chemotypen werden nach dem DAB-Standard nicht berücksichtigt.

Naturidentische – synthetische Öle

Diese Öle bestehen zwar aus Stoffen, die es in der Natur gibt, werden jedoch im Labor „zusammengebaut". Hier fehlt die synergetische Wirkung aller einzelnen Inhaltsstoffe, die es in einem genuinen ätherischen Öl gibt. Zudem weiß man bislang noch nicht, wie sich diese Stoffe auf Mensch und Umwelt auswirken, da sie bisher wenig erforscht wurden.

Synthetische Öle – Parfumöle

Sie bestehen oft aus in der Natur nicht vorkommenden Molekülen und werden meist in der Duftstoffindustrie für Parfums, Deos, Shampoos, Duschgels usw. verwendet.

Haltbarkeit

Die Haltbarkeit ätherischer Öle ist von vielen Faktoren abhängig. Licht, Sauerstoff und Temperatur beeinflussen diese stark. Gerade bei der Anwendung ätherischer Öle auf der Haut sollten sie maximal 1½ Jahre nach dem ersten Öffnen nicht mehr auf die Haut aufgebracht werden.
Lagern Sie die ätherischen Öle nicht zu warm, schrauben Sie geöffnete Flaschen sofort nach dem Gebrauch wieder zu und stellen Sie die ätherischen Öle nicht an sonnige Orte, wie zum Beispiel auf die Fensterbank.

Was kann ich tun, damit ätherische Öle so lange wie möglich haltbar sind?

Aufbewahrung

✓ kühl – aber nicht im Kühlschrank
✓ trocken
✓ dunkel

Nach dem Öffnen

✓ ätherische Öle mögen keinen Sauerstoff, daher sofort nach Gebrauch wieder verschließen
✓ sollten ätherische Öle mit dem Öffnungsdatum versehen werden

Woran erkenne ich, ob das ätherische Öl noch in Ordnung ist?

Monoterpenreiche Öle

z.B. Zitrus-, Nadelbaum- und Teebaumöle, welche oxidiert oder schon zu alt sind, riechen anders als direkt nach dem ersten Öffnen:

- Nadelbaumöle riechen weniger waldig, eher nach Pinselreiniger
- Zitrusöle riechen weniger fruchtig
- beide riechen dumpf und nicht mehr frisch und spritzig

Aldehydhaltige Öle

z.B. Melisse, Eukalyptus citriodora, Lemongrass und Zitronenmyrte

- werden sehr klebrig
- verändern die Farbe, werden dunkler
- ziehen Fäden

Esterreiche Öle

z.B. Lavendel, Kamille römisch, Petit Grain, Muskatellersalbei

- mögen keine Feuchtigkeit
- werden klebrig
- werden zähflüssiger

INFO

Hin und wieder 1 Tropfen Öl auf ein Tuch geben, genau anschauen, riechen und auch mal anfassen, um Veränderungen besser zu erkennen.

Richtig emulgieren

Geben Sie zuerst das ätherische Öl in den von Ihnen gewählten Emulgator und verrühren Sie beides. Nun kann diese Mischung dem Wasser zugegeben werden.

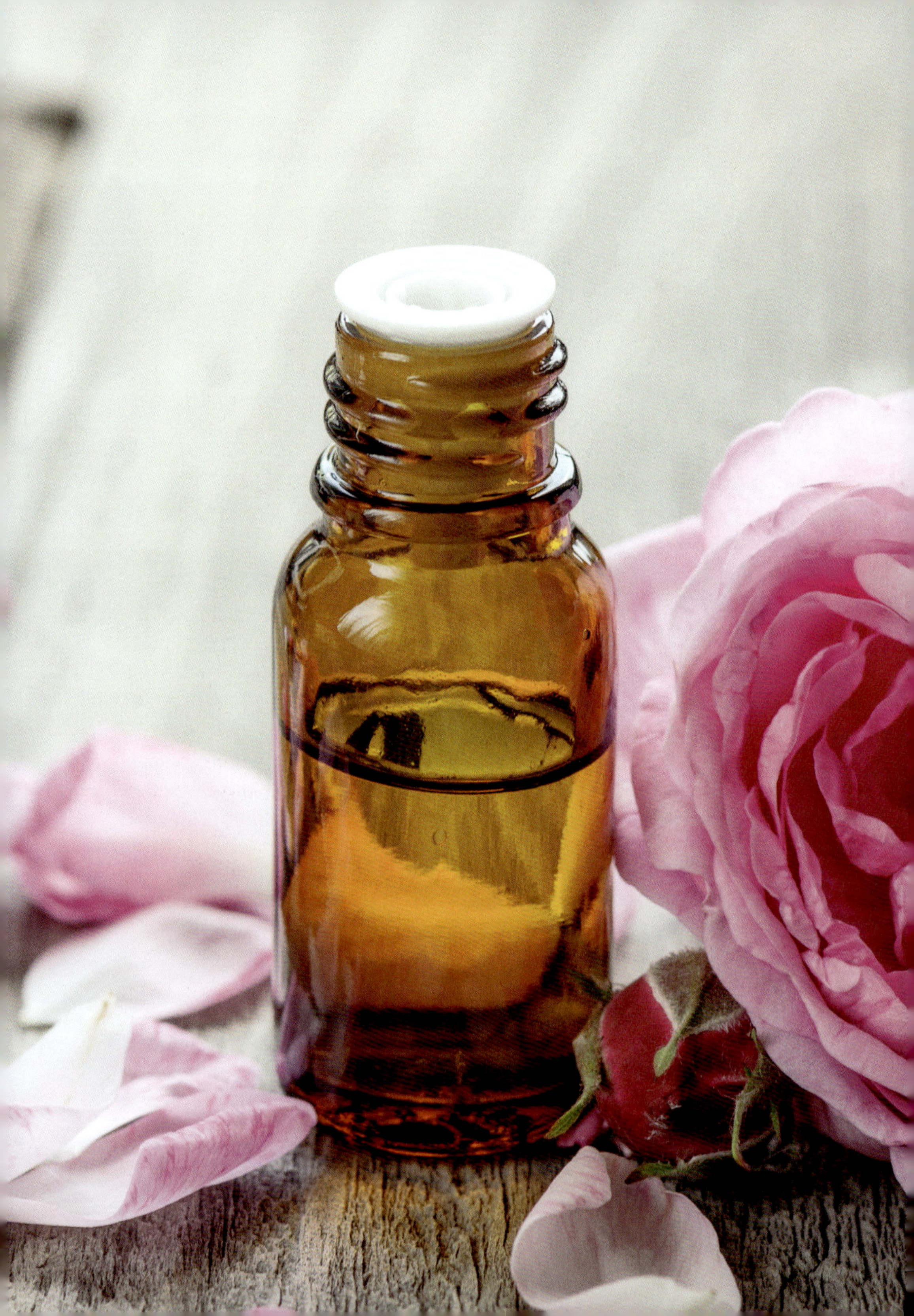

Düfte einordnen

Für Laien ist die Vielzahl der verschiedenen ätherischen Öle eine Herausforderung. Sie in ein grobes Raster einzuteilen, kann sehr hilfreich sein. Parfumeure tun dies, indem sie die Düfte in Kategorien einteilen: Kopf-, Herz- und Basisnoten. Mir gefällt diese Einteilung gut, da gerade Laien damit einen leichten Start in die Welt der ätherischen Öle finden können.

Kopfnoten

Zu den Kopfnoten zählen drei große ätherische Öle Gruppen:
Zitrus- und Nadelbaumdüfte sowie die Düfte, die wir bei Erkältungskrankheiten einsetzen, wie zum Beispiel Eukalyptus und Pfefferminze. Auch die überwiegend aldehydhaltigen Öle wie Lemongrass, Zitroneneukalyptus und Zitronenmyrte zählen zu den Kopfnoten. Diese wirken stark gegen Viren und sind in geringer Dosierung beruhigend.
Die ätherischen Öle der Kopfnoten aktivieren den Geist und auch den Körper, sie riechen frisch, machen den Kopf frei und heben unsere Stimmung. Die Nadelbaumöle besitzen zudem schmerzlindernde und schleimlösende Eigenschaften. Kopfnoten sind leicht flüchtig und duften daher in der Raumluft nur kurze Zeit. In Körper- und Massageölen, sowie auch im Badewasser sollten sie gering dosiert werden, da sie unter Umständen sonst die Haut reizen könnten.
Zitrusschalenöle sollten nach dem Öffnen innerhalb eines Jahres aufgebraucht werden, Nadelbaumöle etwa nach 18 Monaten. Besonders Teebaumöl sollte immer möglichst frisch und nur maximal 6 Monate nach dem erstmaligen Öffnen der Flasche auf der Haut verwendet werden.

Herznoten

Zu den Herznoten zählen vor allem die Blütenöle wie Rose, Lavendel, Rosengeranie, Ylang-Ylang, Kamille blau/römisch, Neroli und die Öle der Gräser und Kräuter wie Palmarosa, Melisse, Majoran und die Blätter der Manukapflanze.
Die Düfte der Herznoten wirken überwiegend emotional ausgleichend, beruhigend, entspannend und auch körperlich entkrampfend, sehr hautpflegend und hautregenerierend.

Basisnoten

Basisnoten duften balsamisch, vanillig-süß, holzig oder schwer und erdig. Zu ihnen zählen Vanilleextrakt, Tonkaextrakt, Benzoe Extrakt, Zeder, Sandelholz, Karottensamen, Narde, Weihrauch, Vetiver und noch einige mehr. Basisnoten vermitteln Geborgenheit, Halt, Kraft und Zuversicht. Sie pflegen und stabilisieren Seele und Haut.

Dosiertabelle: Anzahl Tropfen äth. Öle auf ml Trägeröl

	10 ml	20 ml	30 ml	50 ml	100 ml
0,5 %	1	2	3	5	10
1 %	2	4	6	10	20
2 %	4	8	12	20	40
3 %	6	12	18	30	60

Verdünnungen und ihre Einsatzgebiete

	zur Verwendung für:
< 0,5 %	sehr empfindliche Haut, Babys
0,5 %	Kinder, Schwangere, Senioren und bettlägerige Menschen
1 %	chronische Erkrankungen, Kinder, länger andauernde Anwendungen, Massage-Mischungen
2 %	Teilkörperanwendungen z. B. Dekubitusprophylaxe oder Schmerzöle
3 %	punktuelle und kurzzeitige Anwendung

Dosierung

Wussten Sie, dass für 1 Liter ätherisches Rosenöl ca. 3500 bis 5000 kg Rosenblüten benötigt werden?
Für einen einzigen Tropfen benötigt man ca. 50 Duftrosen. Das bedeutet, dass 1 Tropfen Rosenöl in der Duftlampe genauso duftintensiv ist wie ein Strauß mit 50 Duftrosen.
In einem einzigen Tropfen ätherischem Öl steckt oft die Pflanzenkraft mehrerer Eimer Pflanzenmaterial. Ätherische Öle duften und wirken schon in kleinsten Mengen sehr intensiv.

In diesem Buch werden in den Rezepturen die ätherischen Öle stark verdünnt und nicht pur verwendet, wenn das nicht anders angegeben ist. Auf 10 ml Pflanzenöl, das entspricht etwa einem Esslöffel, kommen 1 bis 6 Tropfen ätherisches Öl.

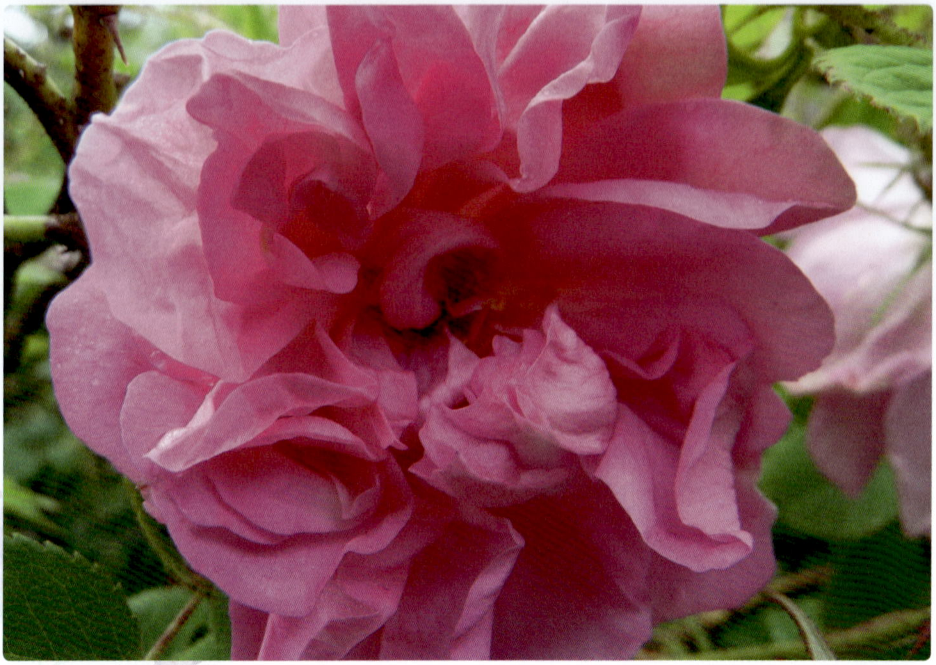

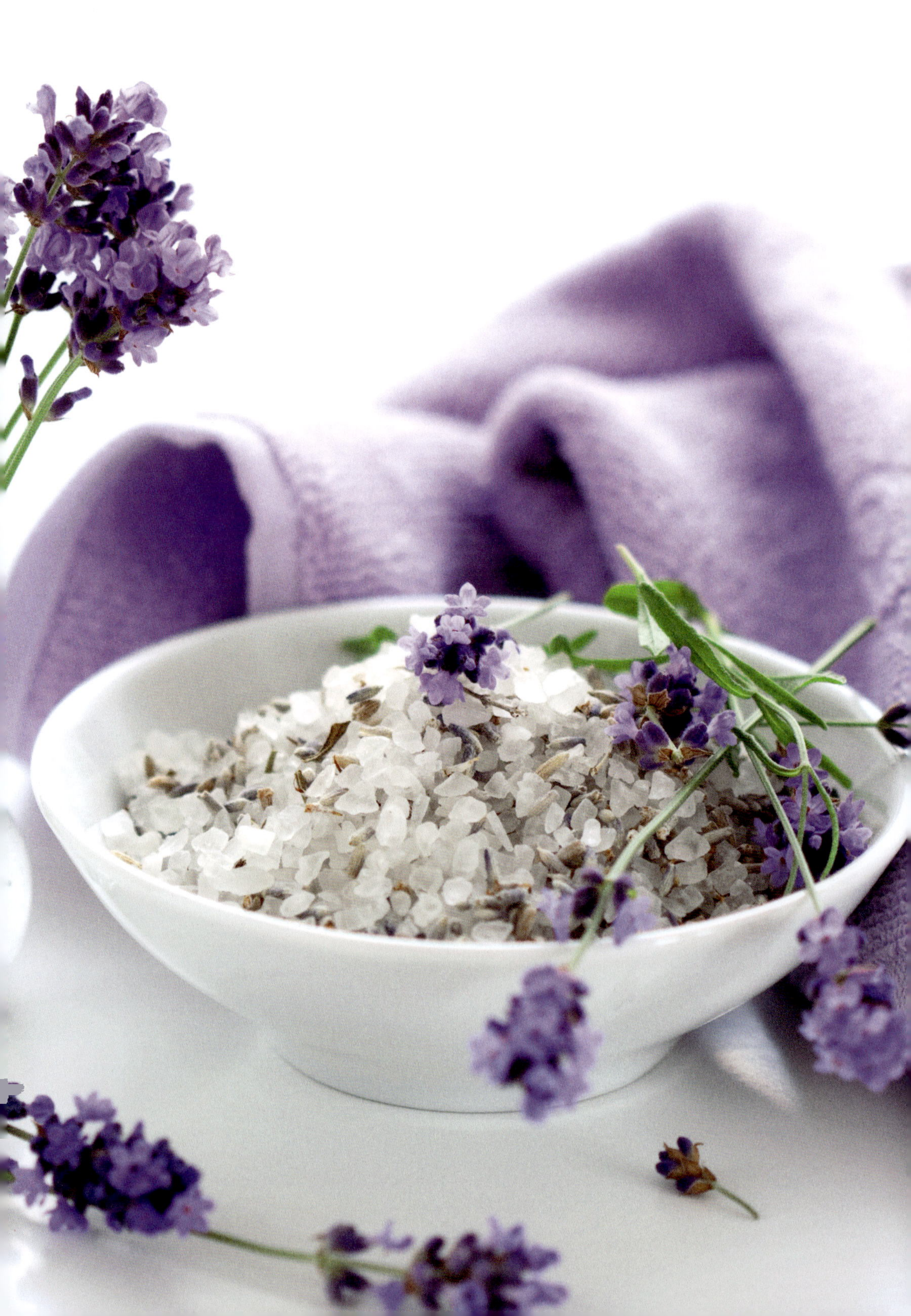

Ätherische Öle in der häuslichen Pflege

Benzoe Extrakt (Styrax tonkinensis)
Duftprofil: vanillig, warm, süß

Hilft bei:
- Husten
- Pflege empfindlicher und gereizter Haut
- Hautpflege
- Mundpflege
- Stomapflege
- Traurigkeit
- Unruhe
- Angst

Nebenwirkungen:
In entsprechender Dosierung keine bekannt
Alternativ: Vanilleextrakt oder Tonkaextrakt bei seelischen Verstimmungen

Bergamotte (Citrus x bergamia)
Duftprofil: fruchtig, an „Kölnisch Wasser" erinnernd, frisch

Hilft bei:
- Blasenentzündung
- Lymphstau
- Halsschmerzen
- Schlafstörungen
- depressiver Verstimmung
- Unruhe
- Angst

Nebenwirkungen:
Kann die Lichtempfindlichkeit der Haut erhöhen
Alternativ: Orange bei seelischen Verstimmungen

Cajeput (Melaleuca leucadendra)
Duftprofil: eukalyptusartig, frisch

Hilft bei:
- Blasenentzündung
- Husten
- Schnupfen
- Herpes zoster
- rheumatischen Schmerzen
- Gelenkentzündungen
- Schmerzen (Bewegungsapparat)

Nebenwirkungen:
In entsprechender Dosierung keine bekannt
Alternativ: Eukalyptus (E. globulus), Ravintsara

Fenchel süss (Foeniculum vulgare)
Duftprofil: süß, würzig, warm

Hilft bei:
- Magen-Darm-Beschwerden wie Verstopfung, Blähungen und Völlegefühl
- Mundpflege
- Husten
- Stress
- Unruhe

Nebenwirkungen:
In entsprechender Dosierung keine bekannt
Alternativ: Anis

Immortelle (Helichrysum italicum)
Duftprofil: würzig, warm, schwer

Hilft bei:
- Hämatomen (Bluterguss)
- Venenentzündung
- Lymphstau
- Hautpflege
- Narbenpflege

Nebenwirkungen:
In entsprechender Dosierung keine bekannt

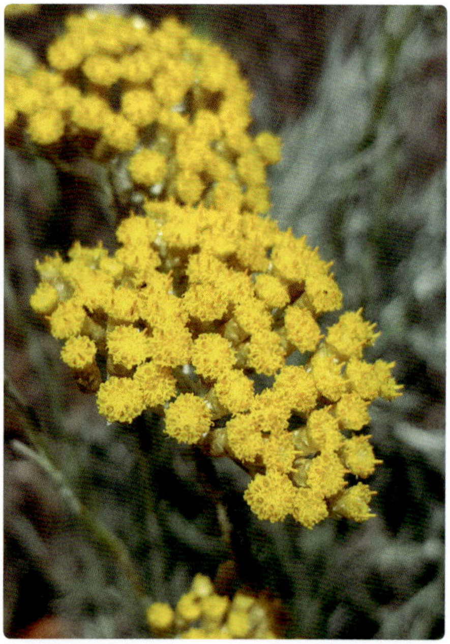

Kamille römisch (Chamaemelum nobile)
Duftprofil: süß, leicht an reifen Apfel erinnernd, warm

Hilft bei:
- Hautpflege empfindlicher Haut
- Angst
- Unruhe und Nervosität
- Stress
- Schlaflosigkeit
- seelischen Bauchschmerzen

Nebenwirkungen:
In entsprechender Dosierung keine bekannt; kann bei einer Allergie auf Korbblütler Reaktionen hervorrufen. Das kann durch verschnittene Öle verstärkt werden. Daher muss auf gute Qualität geachtet werden.

Karottensamenöl (Daucus carota)
Duftprofil: warm, erdig, würzig

Hilft bei:
- empfindlicher, trockener, juckender Haut
- Narbenpflege
- Stomapflege
- Intertrigo Prophylaxe
- Dekubitus Prophylaxe
- seelischer Instabilität

Nebenwirkungen:
In entsprechender Dosierung keine bekannt

Lavendel fein (Lavandula angustifolia)
Duftprofil: blumig, frisch

Hilft bei:
- Hautpflege (Prophylaxe)
- Blasenentzündung
- Erkältung (Husten, Ohren-schmerzen)
- Lymphstau
- Kopfschmerzen
- Narbenpflege
- Schmerzen des Bewegungs-apparates
- Herpes Zoster (Gürtelrose)
- Angst
- Unruhe,Stress, Nervosität
- Schlaflosigkeit
- Krämpfen

Nebenwirkungen:
In entsprechender Dosierung keine bekannt
Alternativ: Petit Grain, Ho-Blätter

Lorbeer (Laurus nobilis)
Duftprofil: würzig, frisch

Hilft bei:
- Schmerzen des Bewegungs-apparates
- Erkältung
- Ohrenschmerzen
- Angst
- Stress

Nebenwirkungen:
In entsprechender Dosierung keine bekannt

Majoran (Origanum majorana)
Duftprofil: würzig, krautig

Hilft bei:
- Blasenentzündung (entkrampfend)
- Muskelkrämpfen
- Muskelschmerzen
- Schnupfen
- Ohrenschmerzen
- Stress
- Schlaflosigkeit
- Unruhe

Nebenwirkungen:
In entsprechender Dosierung keine bekannt

Mandarine rot (Citrus reticulata)
Duftprofil: süß, fruchtig, frisch

Hilft bei:
- Blasenentzündung
- Lymphstau
- Muskelschmerzen
- rheumatischen Beschwerden
- Angst
- Stress
- Schlaflosigkeit
- depressiver Verstimmung

Nebenwirkungen:
In entsprechender Dosierung keine bekannt, auf eine niedrige Dosierung ist zu achten

Manuka (Leptospermum scoparium)
Duftprofil: warm, erdig, schwer

Hilft bei:
- juckender Haut und Kopfhaut
- Intertrigo Prophylaxe
- Dekubitus Prophylaxe
- Pilzzerkrankung
- Herpes zoster (Gürtelrose)
- Mundpflege
- Unruhe

Nebenwirkungen:
In entsprechender Dosierung keine bekannt

Melisse (Melissa officinalis)
Duftprofil: leicht zitronig, frisch, krautig

Hilft bei:
- Hautpflege bei juckender Haut
- Blasenentzündung
- Herpes zoster (Gürtelrose) und H. labialis (Lippenherpes)
- Unruhe
- Herzrasen (seelisch)
- Nervosität
- Angst

Nebenwirkungen:
In entsprechender Dosierung keine bekannt

Anmerkung:
Beim Kauf von Melissenöl muss unbedingt auf die botanische Bezeichnung geachtet werden, da Melissenöl häufig durch Beimischen von Citronellaöl oder Lemongrassöl gestreckt wird.
Einige Hersteller bieten auch eine 10 %ige Verdünnung mit Alkohol an oder eine 30 %ige Verdünnung mit Lavendelöl.

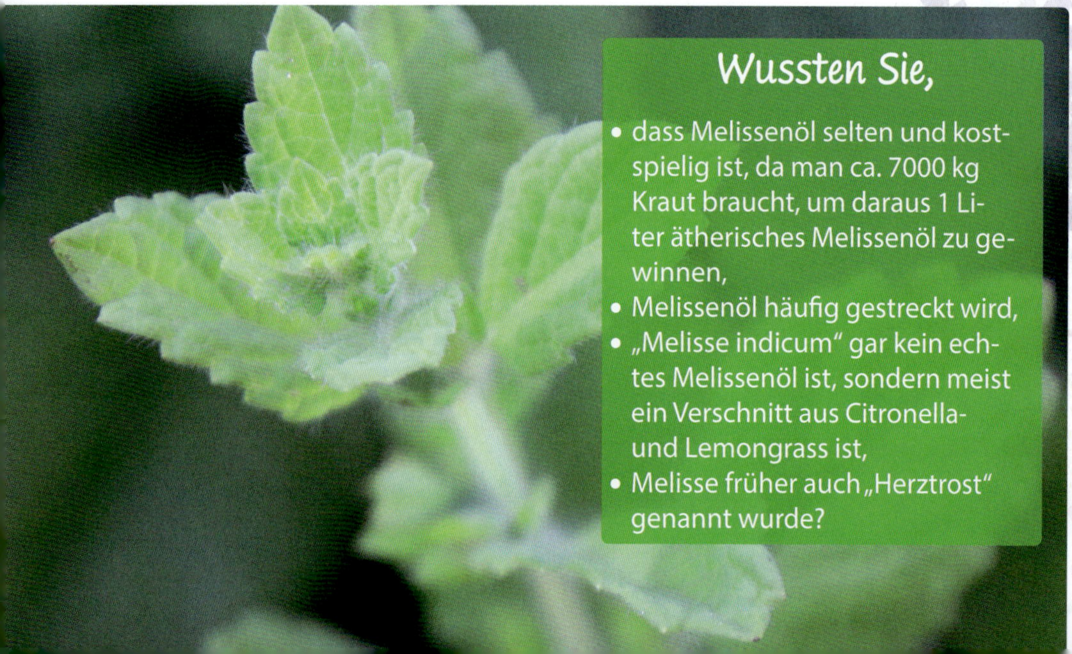

Wussten Sie,

- dass Melissenöl selten und kostspielig ist, da man ca. 7000 kg Kraut braucht, um daraus 1 Liter ätherisches Melissenöl zu gewinnen,
- Melissenöl häufig gestreckt wird,
- „Melisse indicum" gar kein echtes Melissenöl ist, sondern meist ein Verschnitt aus Citronella- und Lemongrass ist,
- Melisse früher auch „Herztrost" genannt wurde?

Niauli (Melaleuca viridiflora)

Duftprofil: eukalyptusartig, krautig, medizinisch

Hilft bei:
- Venenentzündung
- Hautpflege zur Strahlenprophylaxe und zur Nachsorge
- Pilzerkrankung
- Bronchitis
- Stirn- und Nebenhöhlenentzündung
- Blasenentzündung
- Stomapflege

Nebenwirkungen:
In entsprechender Dosierung keine bekannt

Orange (Citrus sinensis)

Duftprofil: frisch, fruchtig, süß

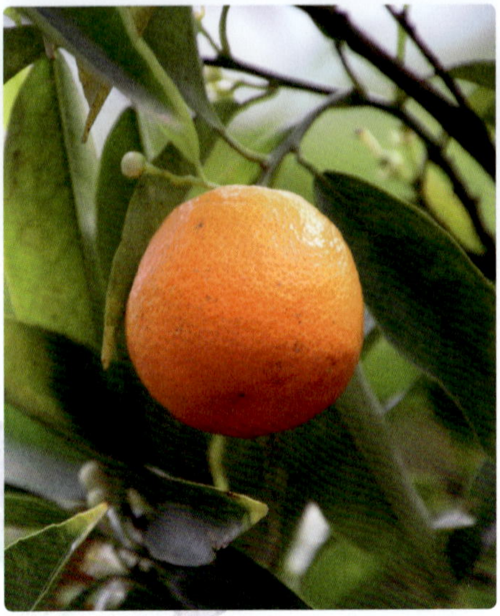

Hilft bei:
- Lymphstau
- Blasenentzündung
- Unruhe
- Stress
- depressiver Verstimmung
- Angst

Nebenwirkungen:
In entsprechender Dosierung keine bekannt, max. 1 %ig in Körperölen dosieren
Alternativ: Grapefruit, Bergamotte

Pfefferminze (Mentha piperita)

Duftprofil: frisch, kühl, mentholig

Hilft bei:
- Kopfschmerzen
- Übelkeit
- Mundpflege
- Müdigkeit
- Erkältungskrankheiten

Nebenwirkungen:
Kühlende Wirkung, daher nicht als Bade- und Waschzusatz verwenden; nicht bei Kindern unter 6 Jahren und bei Schwangeren anwenden.
Alternativ:
Bergamotte-Minze
(enthält kein Menthol)

Ravintsara (Cinnamomum camphora CT 1,8-Cineol)

Duftprofil: frisch, erinnert an Eukalyptus

Hilft bei:

- Herpes zoster (Gürtelrose)
- Herpes labialis (Lippenherpes)
- Herpes genitalis
- Erkältungskrankheiten
- Raumluftdesinfektion
- Vaginalpilz
- Narbenpflege
- Stress
- Herpes zoster (Gürtelrose)

Nebenwirkungen:
In entsprechender Dosierung keine bekannt

Rosengeranie (Pelargonium graveolens)

Duftprofil: blumig, rosig

Hilft bei:

- Lymphstau
- strapazierter Haut
- Stomapflege

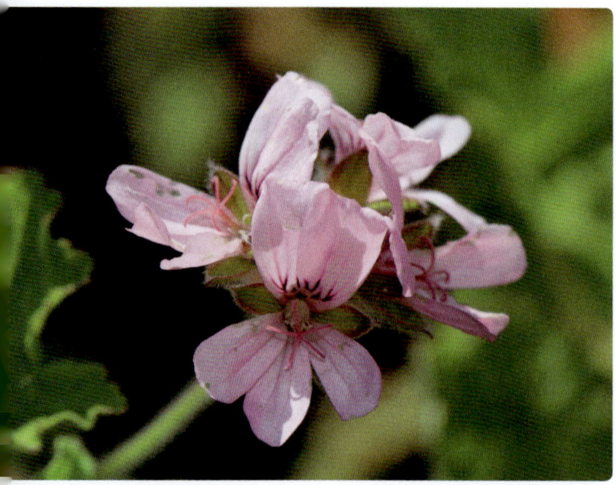

Nebenwirkungen:
Bei entsprechender Dosierung keine bekannt
Alternativ: Palmarosa

Rosmarin CT Cineol (Salvia rosmarinus)

Duftprofil: krautig, frisch, belebend

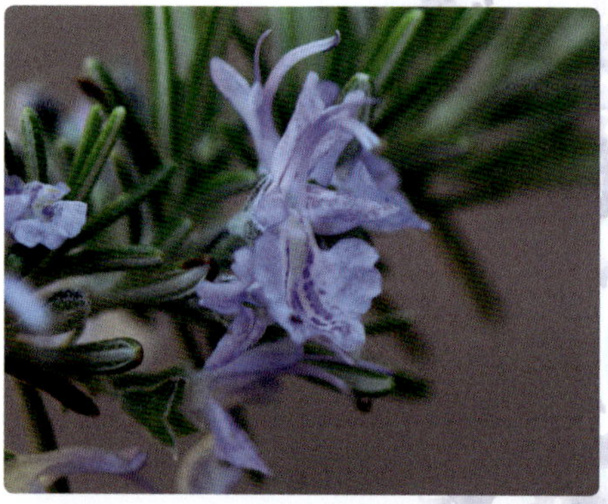

Hilft bei:

- Müdigkeit
- niedrigem Blutdruck
- Schmerzen des Bewegungsapparates
- Erkältungskrankheiten
- Konzentrationsschwierigkeiten

Nebenwirkungen:
Nicht verwenden bei Bluthochdruck

TEEBAUM (MELALEUCA ALTERNIFOLIA)
Duftprofil: krautig, streng

Hilft bei:
- Mundpflege
- Aphten
- Juckreiz
- Blasenentzündung
- Vaginalpilz
- Fußpilz

Nebenwirkungen:
Bei entsprechender Dosierung keine bekannt;
Hinweis: max. 6 Monate nach dem Öffnen haltbar

WEIHRAUCH (BOSWELLIA SACRA)
Duftprofil: harzig, frisch, etwas balsamisch

Hilft bei:
- Asthma
- Bronchitis
- Hautpflege
- rheumatischen Beschwerden
- Angst

Nebenwirkungen:
Bei entsprechender Dosierung keine bekannt

ZEDER (CEDRUS ATLANTICA)
Duftprofil: balsamisch, holzig, warm

Hilft bei:
- Asthma
- Reizhusten
- Hautjucken
- Schlafstörungen
- Angst, Unruhe
- Trauer
- depressiver Verstimmung

Nebenwirkungen:
Bei entsprechender Dosierung keine bekannt

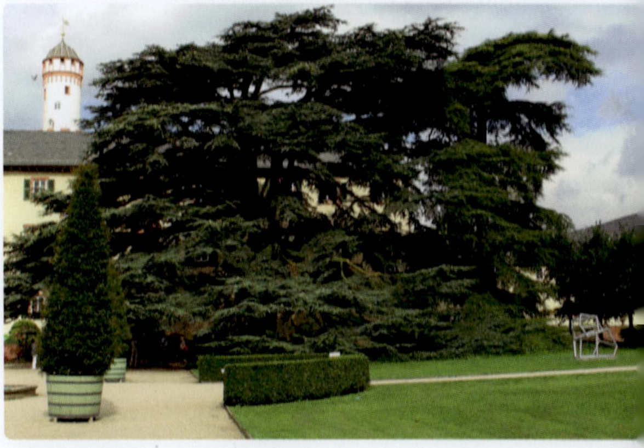

ZIRBELKIEFER (PINUS CEMBRA)
Duftprofil: balsamisch, warm, nadelig

Hilft bei:
- Bronchitis
- Pneumonie (Lungenentzündung)
- flacher Atmung
- Muskelschmerzen
- Angst
- Schlafstörungen
- depressiver Verstimmung

Nebenwirkungen:
Bei entsprechender Dosierung keine bekannt

Zitrone (Citrus limon)

Duftprofil: frisch, zitronig

Hilft bei:

- Übelkeit
- Antriebsschwäche
- Fieber
- Erkältungskrankheiten
- Raumluftdesinfektion

Nebenwirkungen:
Bei entsprechender Dosierung keine bekannt

Zypresse (Cupressus sempervirens)

Duftprofil: klarer, harzig-holziger Duft

Hilft bei:

- Hämorrhoiden
- geschwollenen Beinen und Füßen (Ödemen)
- Krampfadern
- Konzentrationsstörungen
- rheumatischen Beschwerden

Nebenwirkungen:
Bei entsprechender Dosierung keine bekannt

Dufte Abwehr

- 5 Tropfen Zitrone
- 2 Tropfen Zirbelkiefer
- 2 Tropfen Cajeput

Mischung für die Duftlampe

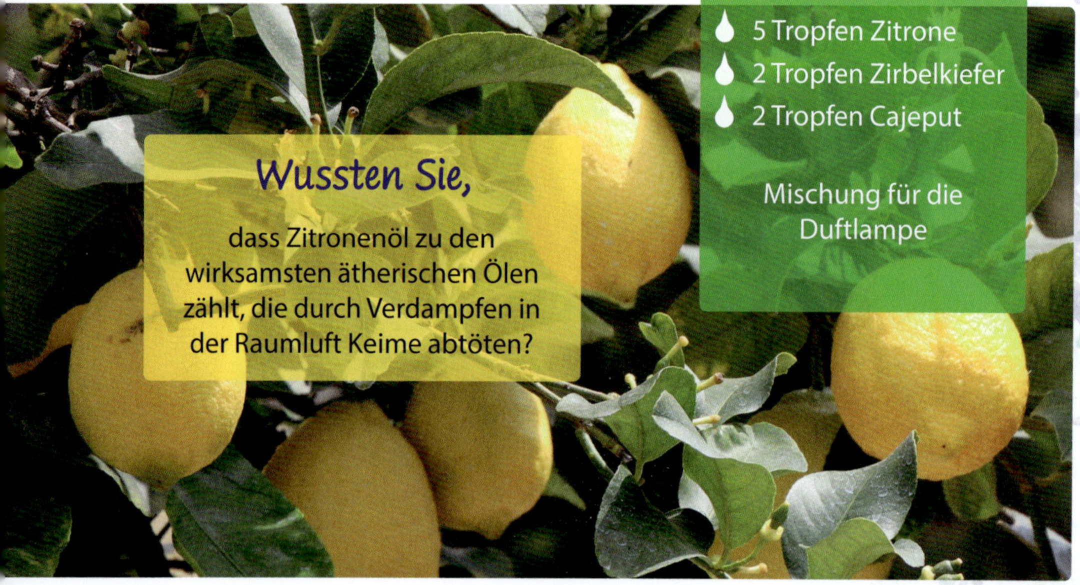

Wussten Sie,

dass Zitronenöl zu den wirksamsten ätherischen Ölen zählt, die durch Verdampfen in der Raumluft Keime abtöten?

Hydrolate

Hydrolate werden auch Pflanzenwässer genannt. Sie sind ein Nebenprodukt der Wasserdampf-Destillation zur Herstellung ätherischer Öle. Bis vor wenigen Jahren wurden Hydrolate wenig beachtet und sogar als „Abfallprodukt" entsorgt. Viele meiner namhaften Kollegen haben sich in den letzten Jahren mit der Wirkung von Hydrolaten auseinandergesetzt. Heute wissen wir, wie wertvoll diese Pflanzenwässer sind. In vielen Pflegesituationen bieten Hydrolate eine sichere und effektive Alternative zu den ätherischen Ölen und können bedenkenlos sogar für sehr empfindliche Menschen eingesetzt werden.
Aber auch bei Hydrolaten ist gute Qualität ausschlaggebend für Erfolg und Verträglichkeit. Daher sollten Sie Hydrolate nur bei einem Händler Ihres Vertrauens einkaufen.

Da Hydrolate nur eine kurze Haltbarkeit haben, müssen sie rasch aufgebraucht werden. Manche Firmen bieten Hydrolate mit Alkohol an. Diese sind zwar länger haltbar, aber nicht für die Anwendung auf Schleimhäuten oder offenen Hautstellen geeignet.

Immortellen-Hydrolat

Ein krautig duftendes Hydrolat, welches bei Blutergüssen und Prellungen jeglicher Art schmerzlindernd und abschwellend wirkt. Es wird einfach auf die betroffenen Stellen aufgesprüht oder als Kompresse aufgelegt.

Lavendel-Hydrolat

Zum Entspannen und Abschalten in der Badewanne/Duftlampe, als Gesichtswasser auch bei Couperose, gekühlt oder gefroren als Kompresse bei Verbrennungen und Insektenstichen, bei Unruhe, Schlaflosigkeit und Ängsten auch als Körperspray.

Melissen-Hydrolat

Zum Beruhigen, bei Unruhe und Angst, bei „nervöser" und juckender Haut zum Aufsprühen. Melissen-Hydrolat ist bei Herpes labialis wirksamer als das ätherische Öl (und viel preiswerter).

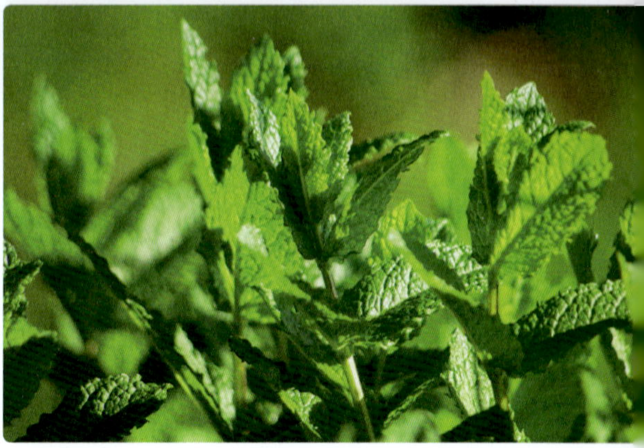

Neroli-Hydrolat

Dieses Hydrolat aus der Destillation der Bitterorangen-Blüte duftet frisch und hell, es erinnert ein wenig an „Kölnisch Wasser". Bei Unruhe, Ängsten, seelischen Schockzuständen und Schlafstörungen. Sehr geeignet als direkte Verwendung in der Duftlampe oder als Raum- und Körperspray.
Manchmal wird das Hydrolat auch als Orangenblüten-Hydrolat angeboten.

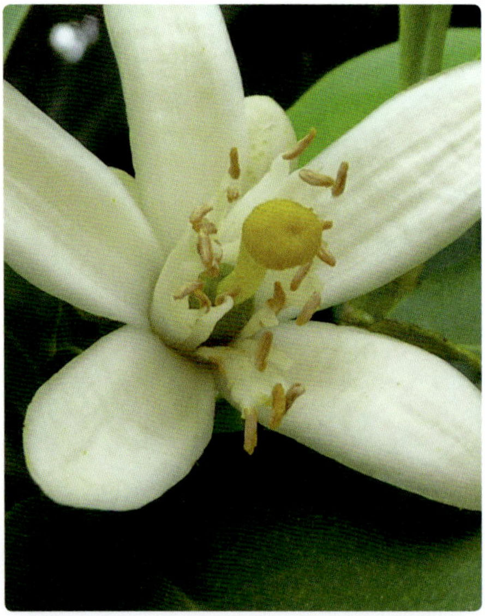

Tipp

Alle Hydrolate können sowohl pur auf der Haut, als Grundlage für Raumsprays und in der Duftlampe verwendet werden.

Pfefferminz-Hydrolat

Für belebende Abreibungen am Morgen, zur Erfrischung im Sommer auf die Unterarme geben. Bei bettlägerigen Patienten Gesicht und Oberkörper mit einer Sprühflasche an heißen Tagen zur Abkühlung besprühen. Als Gesichtswasser bei fettender Haut, bei Hitzewallungen als Körperspray.

Rosen-Hydrolat

Eines der bekanntesten und beliebtesten Hydrolate; stark schmerzlindernd, entzündungshemmend, vor allem bei Bindehautentzündung zur heilenden Unterstützung als Kompresse, bei Spannungen der bestrahlten Haut als Körperspray, als Gesichtswasser, zur Windelpflege bei Windeldermatitis, als Grundlage für Deos oder einfach als Körperspray; ein in allen Lebenslagen ausgleichendes und harmonisierendes Hydrolat. In der Duftlampe kann es das recht kostspielige Rosenöl ersetzen.
Wussten Sie, dass Rosen-Hydrolat (ohne Alkohol) bei Entzündungen der Augen entzündungshemmend, kühlend, schmerzlindern und antibakteriell wirkt?
Wattepads mit Rosen-Hydrolat besprühen und auflegen oder das Hydrolat direkt auf die geschlossenen Augen aufsprühen.

Pflanzenöle & Co.

Ätherische Öle werden meistens hoch verdünnt auf der Haut angewendet. Dazu eignen sich bestens kaltgepresste Pflanzenöle und Pflanzenbutter. Diese enthalten im Vergleich zu den paraffinhaltigen Massageölen und Salben wertvolle ungesättigte Fettsäuren, viele Fettbegleitstoffe und sogar Vitamine. Sie können die Haut gut durchdringen und nähren sie sozusagen von außen. Auch ohne ätherische Öle pflegen sie die Haut sehr empfindlicher Menschen und können so manches „Hautproblem" leicht lösen.

Aloe Vera Öl

Das Mazerat der fleischigen Blätter der Aloe Vera Pflanze wird meist in Sojaöl ausgezogen. Es spendet der Haut Feuchtigkeit, wirkt hautregenerierend und kühlend. Zur Strahlenprophylaxe und auch zur Behandlung von Verbrennungen wird es als Basisöl verwendet. Es ist nicht zu verwechseln mit Aloe Vera Gel!

Calophyllumöl

schmerzlindernd, entzündungshemmend, venenstabilisierend (Krampfadern und Hämorrhoiden) und antiviral bei Herpes zoster.

Johanniskrautöl

Bei Schmerzen, Nervenschmerzen, bei Entzündungen und zur Wundheilung. Es handelt sich um ein sogenanntes Mazerat, hierbei werden die Blüten meistens in Olivenöl ausgezogen.

Tipp

Der Inhaltsstoff Hyperforin im Johanniskrautauszug wirkt gegen Bakterien, besonders gegen die sogenannten „Krankenhauskeime", die multiresistenten Staphylokokken (MRSA).

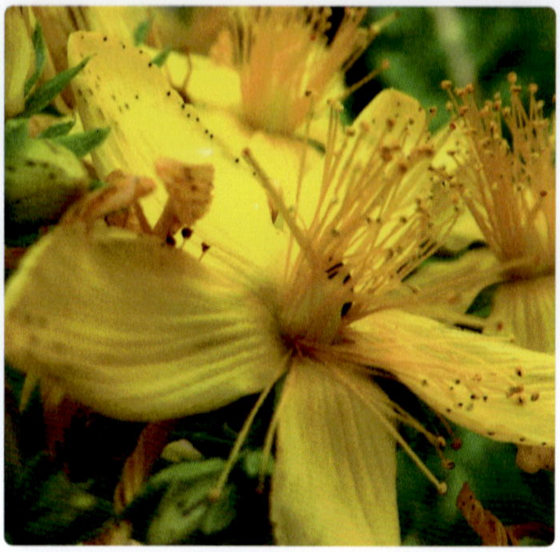

Jojobaöl

Reguliert den Feuchtigkeitshaushalt, dringt leicht in die Haut ein und schützt sie nachhaltig. Es wird aus der Jojobanuss gewonnen und ist chemisch betrachtet ein Wachs, welches bei Raumtemperatur flüssig ist. Es ist sehr lange haltbar und wird nicht ranzig.

Kokosöl (Kokosfett)

Hautpflegend für trockene und empfindliche Haut, kühlend und hautstabilisierend. Natives Kokosöl ist bei einer Temperatur unter 24°C fest und riecht köstlich nach Kokosnuss. Achten Sie auf native Qualität und vermeiden Sie behandeltes (fraktioniertes) Kokosöl. Sie erkennen es daran, dass es geruchlos ist und immer flüssig bleibt.

Mandelöl

Für jeden Hauttyp gut geeignet, pflegt und ist sehr verträglich für empfindliche Haut.

Olivenöl

Durchblutungsfördernd, erwärmend, hautpflegend und schmerzlindernd.

Sanddornfruchtfleischöl

Bei entzündeter Mundschleimhaut, zur Hautpflege vor und nach der Bestrahlungstherapie und schlecht heilender Wunden. Durch seine stark orange Färbung kann es auf Textilien Rückstände hinterlassen.

Sheabutter

Hautpflegend, entzündungshemmend, hautregenerierend bei rauer Haut. Sheabutter ist eine gute Grundlage, um Salben und Balsame herzustellen.

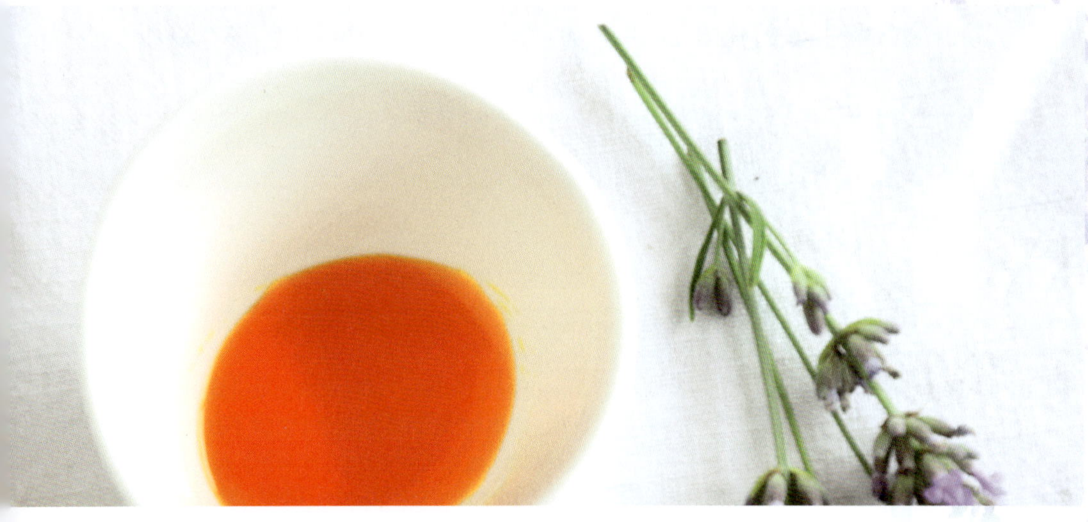

Was Sie sonst noch brauchen

Gefäße

In der häuslichen Pflege sollten alle komplementären Pflegemaßnahmen unkompliziert umzusetzen sein. Die Hygiene darf trotzdem nicht darunter leiden. Sie können intakte Schraubgläser wie Marmeladen- oder Brotaufstrichgläser in der Spülmaschine reinigen. Zum Rühren benötigen Sie einen sauberen Metalllöffel, da ätherische Öle Kunststoff angreifen können.
Besonders hilfreich für kleine Mengen Badesalz, Einreibungsmischungen und auch Riechdöschen, sind die sogenannten Medikamentenbecher mit Deckel.

In Apotheken oder auch im Online Handel bekommen Sie leere Fläschchen, Gläser, Messbecher und vieles mehr (Adressen siehe Anhang).

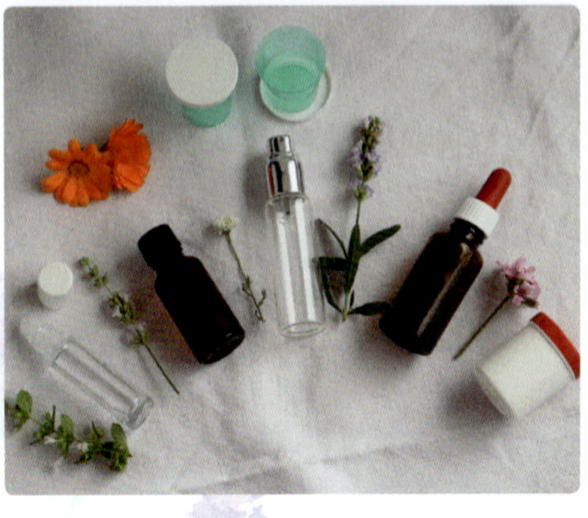

Was zusätzlich benötigt wird

- Salz und Zucker zum Herstellen von Riechsalz/-zucker und für Peelings
- Kompressen oder Papiertaschentücher als schnelle Dufthilfe und Kompresse, wenn keine Raumbeduftung möglich ist
- Sprühflaschen zum Herstellen von Raum- und Körpersprays
- Roll-On Gläschen zum Herstellen von ausgleichenden, stimmungsaufhellenden und angstlösenden „Parfums"

Wissenswertes, bevor es los geht

- Machen Sie einen Verträglichkeitstest, indem Sie von der verdünnten Mischung ein paar Tropfen in die Ellenbeuge geben und 15 Minuten warten.
  Sollte in dieser Zeit eine Hautreaktion (z. B. eine Rötung) sichtbar werden, waschen Sie die Mischung mit lauwarmem Wasser ab.
- Verdünnen Sie die ätherischen Öle immer so, wie es im Buch vorgegeben wird!

- Verwenden Sie die ätherischen Öle nie pur! Nur in ganz wenigen Ausnahmen ist das möglich.
- Bewahren Sie die ätherischen Öle für Kinder unzugänglich auf!
- Vermeiden Sie den Kontakt mit den Augen! Sollte jedoch aus Versehen ätherisches Öl ins Auge gelangen, spülen sie es mit viel lauwarmem Wasser aus!
- Verwenden Sie für Wohlfühl-Angebote nur ätherische Öle, die der Betroffene auch mag!
- Weniger ist mehr. Je sensibler bzw. kränker ein Mensch ist, desto empfindlicher ist seine Nase.

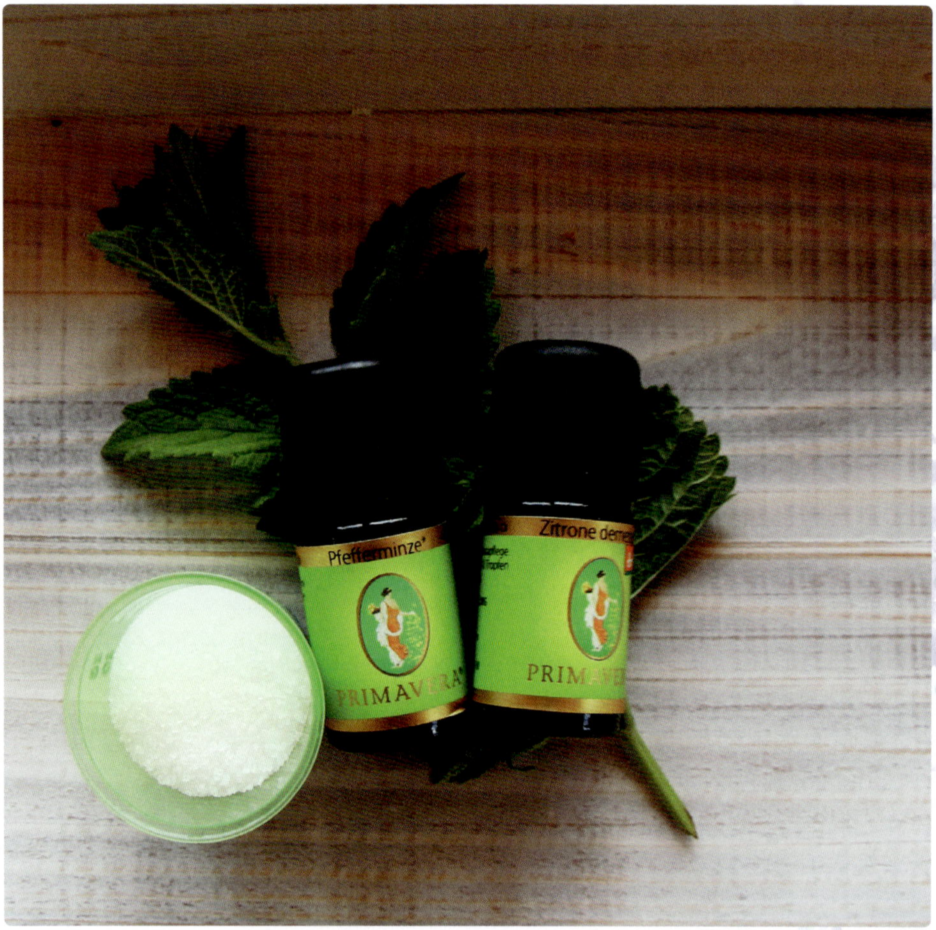

Anwendungsgrundlagen

In der Aromapflege werden ätherische Öle als Waschzusatz, in Körperölen, als Duftkompressen, in Roll-Ons oder zur Raumbeduftung verwendet. Ätherische Öle sind hochkonzentrierte Stoffe. Das bedeutet, dass die meisten ätherischen Öle verdünnt werden müssen, bevor sie mit der Haut in Kontakt kommen.

Waschung

Richtig emulgieren

Da ätherische Öle nicht wasserlöslich sind, müssen sie emulgiert werden. Als Emulgator eignen sich Sahne (siehe Kasten rechts) oder Salz. Pro Waschschüssel (ca. 3–5 Liter Wasser) benötigt man 1 Esslöffel Sahne oder Salz und maximal 3 Tropfen ätherisches Öl. Das ätherische Öl wird zuerst mit dem Emulgator verrührt und dann dem Wasser zugegeben.

Waschungen mit ätherischen Ölen dienen nicht nur der Reinigung des Körpers, sondern können – je nach Anwendungsart – beruhigende oder belebende Wirkungen haben. Gerade unruhige, ängstliche, aber auch sehr schläfrige Patienten profitieren von den duftenden Waschungen sehr.

So geht´s:
Legen Sie Waschschüssel, Waschlappen und Handtuch bereit. Sorgen Sie für eine angenehm warme Raumtemperatur. Lassen Sie sich beim Waschen nicht stören!

Tipp

Zum Emulgieren können Sie auch Portionsdöschen mit Kaffeesahne verwenden. Pro Waschschüssel genügt eine Portion.

Beruhigende Waschung

Bei unruhigen, ängstlichen Menschen können beruhigende Waschungen zu Entspannung, Ruhe und besserem Schlaf beitragen. Diese Waschungen können zu jeder Tageszeit durchgeführt werden. Soll die Waschung nur zur Verbesserung der Befindlichkeit beitragen, reichten sogar Teilwaschungen, zum Beispiel nur vom Oberkörper oder den Beinen und Füßen.

Das Wasser sollte angenehm warm sein und mindestens Körpertemperatur haben. Ein weicher Waschlappen und ein weiches Handtuch werden benötigt. Beim Waschen sollte man darauf achten, in Haarwuchsrichtung mit dem Waschlappen sanft über die Haut zu streichen. Das Gleiche gilt fürs Abtrocknen mit dem weichen Handtuch.

Folgende ätherische Öle eignen sich:

- Benzoe Extrakt
- Orange
- Lavendel fein
- Mandarine rot
- Melisse
- Rosengeranie
- Zeder
- Weihrauch
- Kamille römisch

Gerne können auch zwei verschiedene Öle miteinander verwendet werden.

Tipp

Die beruhigende Wirkung der Waschung kann mit Entspannungsmusik im Hintergrund unterstützt werden, z.B. mit der CD „Am Meer" von Arnd Stein.
Diese Musik hat einen Rhythmus von 60 Taktschlägen pro Minute. Das entspricht in etwa unserem Ruhepuls und vermittelt sowohl dem Patienten als auch dem Pflegenden ein Gefühl von Entspannung.

Körper- / Massageöle

Gerade bei kranken Menschen, deren Haut jeden Tag gewaschen wird und die häufig durch Medikamente belastet ist, sollte eine natürliche Hautpflege mit hochwertigen Körperölen aus naturbelassenen, kaltgepressten Pflanzenölen, den billigen, mineralölhaltigen Produkten vorgezogen werden.
Körper- und Massageöle haben eine vorbeugend pflegende oder auch heilende Wirkung. Zudem spielt die pflegende Körperberührung eine nicht zu unterschätzende Rolle und vermittelt Mitgefühl, Zuwendung und Geborgenheit.

Dosierung und Anwendung

In 50 ml fettes Pflanzenöl (Seite 35) werden ca. 5–20 Tropfen ätherisches Öl gegeben. Dann wird die Flasche leicht geschwenkt, damit sich beide Komponenten vermischen.

Roll-Ons

Für die punktuelle Anwendung ätherischer Öle zum Beispiel bei Stimmungsschwankungen, Unruhe, Kopfschmerzen, Übelkeit oder Angst, haben sich befüllbare Roll- Ons als sehr praktisch und einfach in der Anwendung erwiesen.

Dosierung und Anwendung:

5 bis 15 Tropfen ätherisches Öl werden mit 10 ml Jojobaöl vermischt und punktuell – je nach Anwendungsziel – an Puls, Solarplexus oder Schläfe aufgetragen.

Duftkompressen

Duftkompressen sind sozusagen eine „Ruckzuck-Duftanwendung", wenn es schnell gehen soll oder muss, bzw., wenn keine andere Anwendung möglich ist. Mit ihr kann man rasch einen angenehmen Duft in die Nähe des Patienten „zaubern" und diesen ebenso schnell, bei Ablehnung oder ausreichender Beduftung, wieder entfernen.

Man benötigt eine Kompresse (10 x 10 cm) oder ein Papiertaschentuch bzw. ein gefaltetes Küchenpapier. Darauf werden maximal 2 Tropfen ätherisches Öl getropft und in Kopfnähe des Patienten gelegt.

Ölkompressen

Ölkompressen sind die schnelle Alternative zu den aufwendigeren Wickeln. Sie werden zum Beispiel bei Schmerzen, Blasenentzündung, Unruhe, Angst und Schlaflosigkeit angewendet.
Wie bei der Duftkompresse benötigt man auch hier eine Kompresse (10 x 10 cm) oder ein dementsprechend gefaltetes Küchen- oder Baumwolltuch.

So geht´s:
Mischen Sie das Pflanzenöl mit den ätherischen Ölen. Geben Sie dieses Gemisch auf die Kompresse und schieben Sie sie in einen Plastikbeutel (z. B. Gefrierbeutel). Legen Sie nun eine Wärmflaschen auf den geschlossenen Plastikbeutel, um die Kompresse anzuwärmen. Die erwärmte Kompresse – aus dem Plastikbeutel entnommen – kann jetzt auf die entsprechende Körperstelle gelegt werden. Mit einem ebenso erwärmten Gästehandtuch oder Waschlappen kann die Kompresse abgedeckt werden.
Ölkompressen dürfen solange auf der Haut verbleiben, wie sie als angenehm empfunden werden.

Raumsprays

Raumsprays sind die schnelle Variante der Raumbeduftung und ermöglichen immer wieder kleine Duftimpulse. Zudem können sie bei unangenehmen Gerüchen schnell Abhilfe schaffen.

Dosierung und Anwendung:

50 ml Wodka oder Weizenkorn werden mit ca. 30 Tropfen ätherischer Öle in einer Sprühflasche verschüttelt und dann – je nach Bedarf – im Raum versprüht.
Variante: Gästehandtuch oder eine Stoffwindel mit der Mischung besprühen und im Raum aufhängen.

Duftlampe, Aromastream oder Aromavernebler

Um einen ganzen Raum zu beduften, benötigt man eine Duftlampe oder elektrische Geräte wie z. B. einen Aromastream oder einen Aromavernebler (Diffuser). In privaten Haushalten können Sie selbst auswählen, welche Art der Raumbeduftung Sie bevorzugen. Die klassische Duftlampe, die mithilfe einer Kerze „betrieben" wird, sollte jedoch immer außerhalb der Reichweite von Menschen mit Demenz, von Kindern, oder Haustieren und nicht unbeaufsichtigt aufgestellt werden. Elektrische Geräte sind unproblematischer, aber kostenintensiver in der Anschaffung.

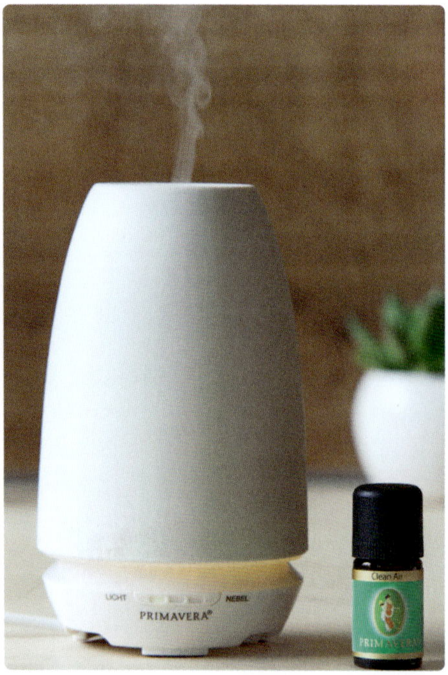

Die Dosierung hängt von der Raumgröße und dem verwendeten ätherischen Öl ab. Für meine Rezepturen gehe ich von einer durchschnittlichen Größe des Raumes von 15–20 qm aus. Sollte der Raum kleiner sein, reduzieren Sie die Tropfenzahl dementsprechend.

Duftgeräte müssen nach dem Gebrauch gereinigt werden. Bei Duftlampen kann man das Wassergefäß häufig in der Spülmaschine reinigen. Bei elektrischen Geräten beachten Sie bitte die Anweisung des Herstellers.

Einnahme ätherischer Öle

In letzter Zeit taucht immer häufiger die Empfehlung auf, ätherische Öle bei allen möglichen Krankheiten wie Medikamente einzunehmen. Diese Form der Anwendung sehe ich sehr kritisch. Vor der innerlichen Einnahme ätherischer Öle, sollte man den fachmännischen Rat eines kompetenten Aromatherapeuten erfragen.

Zum Aromatisieren von Speisen und Getränken sind hingegen Zitrusöle, Vanille- oder Tonkaextrakt etc, in entsprechender Qualität und Dosierung eine aromatische Bereicherung in Ihrer Küche. Kochbücher dazu und Einkaufsmöglichkeiten ätherischer Öle finden Sie im Anhang dieses Buches.

Anwendung ätherischer Öle

Hautpflege

In „sensiblen" Lebensphasen bei Krankheit und im Alter ist gute Hautpflege besonders wichtig. Hierfür werden in der Aromatherapie kaltgepresste Pflanzenöle als Basis für Aromapflegemischungen bevorzugt. Sie pflegen die Haut nachhaltig, ohne sie auszutrocknen oder die Poren zu verschließen und unterstützen das Eindringen der ätherischen Öle in die Haut. Eine große Auswahl an Pflanzenölen und ätherischen Ölen steht hierfür zur Verfügung. Die Hautpflege ist neben der pflegenden und heilenden Wirkung auch ein sinnliches (Geruchs-) Erlebnis für Sie und Ihren zu pflegenden Angehörigen. Fragen Sie doch einfach nach, welchen Duft sich der Patient zum gegebenen Zeitpunkt wünscht. Wann immer möglich, sollte man diesen Wunsch berücksichtigen, denn der Betroffenen fühlt sich dadurch wahrgenommen und individuell umsorgt. Um die Haut nachhaltig zu schützen (z.B. vor Dekubitus) sind Aromapflegemischungen mit ausgewählten ätherischen Ölen eine gute ergänzende Pflegemaßnahme.

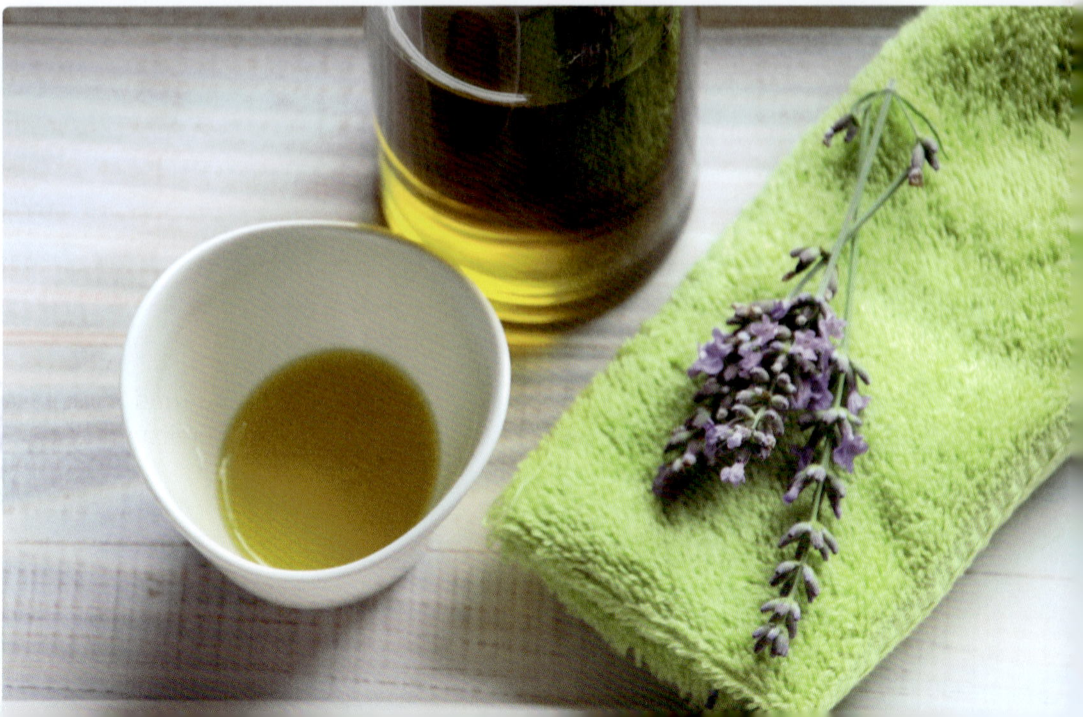

„Dufte Hilfe“

bei kleinen Hautläsionen

- 10 ml Johanniskrautöl
- 2 Tropfen Manuka
- 2 Tropfen Teebaum
- 2 Tropfen Lavendel fein

Betroffene Hautstellen damit vorsichtig betupfen.

Im Laufe meiner langjährigen Arbeit mit ätherischen Ölen und den damit hergestellten Hautpflegemischungen hat sich folgende Mischung als „Erste Hilfe“ bei Hautproblemen sehr bewährt.
Sei es bei gefährdeten Haut-auf-Haut-Stellen, dem sogenannten Intertrigo, zur Vorbeugung von anderen Hautdefekten oder einfach, um die Haut täglich damit zu pflegen.

„Hautwohl“ Pflegeöl

- 50 ml Olivenöl oder Johanniskrautöl
- 15 Tropfen Lavendel fein

Diese Mischung ist vielseitig einsetzbar und wird von den meisten Menschen als sehr angenehm empfunden. Sie pflegt die Haut, beugt Irritationen vor und wirkt zudem ausgleichend und entspannend.

Wundsein im Intimbereich

- 50 ml Olivenöl oder Mandelöl
- 5 Tropfen Benzoe Extrakt
- 5 Tropfen Lavendel fein

Mehrmals täglich betroffene Hautpartien damit einreiben.

Intimpflegetücher selbst gemacht

- 1 Päckchen trockene und unbeduftete Kosmetiktücher
- 100 ml Olivenöl
- 5 Tropfen Lavendel (optional)

» Die Kosmetiktücher aus der Packung nehmen und in eine verschließbare Dose legen, dann mit dem Olivenöl (auf Wunsch mit Lavendelöl gemischt) die Tücher übergießen. Sie pflegen und reinigen die Haut, ohne diese mit Zusatzstoffen zu belasten.

Schüttellotion gegen Hautprobleme (Grundmischung)

- 25 ml Mandel-, Oliven- oder Johanniskrautöl
- 25 ml Rosen-Hydrolat oder Lavendel-Hydrolat
- ggf. 5 Tropfen Sanddornfruchtfleischöl

Vermischen Sie die Zutaten und schütteln Sie diese vor jeder Anwendung.

! Wichtiger Hinweis: Die Mischung ist max. zwei Wochen haltbar.

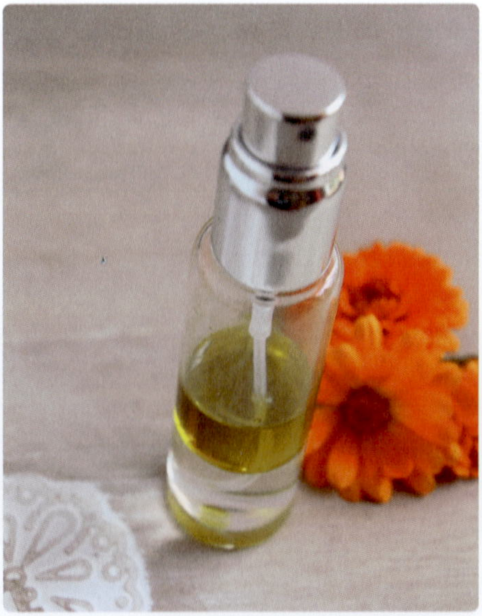

Hautpflegeöl bei juckender Haut

- 25 ml Jojobaöl
- 25 ml Mandelöl
- 4 Tropfen Lavendel fein
- 2 Tropfen Karottensamen
- 2 Tropfen Rosengeranie

Nach der täglichen Körperpflege die Haut mit einem Rosen-Hydrolat besprühen und dann das Körperöl auf die feuchte Haut einreiben.

» Erste Hilfe bei juckender Haut: Sprühen Sie Rosen-Hydrolat bei Bedarf auf die juckende Haut.

Erste Hilfe bei Pilzbefall der Haut und Schleimhaut

- 10 ml Olivenöl oder Johanniskrautöl
- 2 Tropfen Rosengeranie
- 2 Tropfen Manuka
- 2 Tropfen Teebaum

Betroffene Hautpartien damit betupfen.

Tipp

Sprühen Sie vor jeder Körperölanwendung Rosen-, Neroli- oder Lavendel-Hydrolat in Ihre Hände und geben Sie dann das Pflegeöl dazu. Diese Anwendung versorgt die Haut auch mit ausreichend Feuchtigkeit.

Prellungen und Hämatome (Bluterguss)

Blaue Flecken entstehen häufig in Folge von Prellungen, nach Operationen oder einem Sturz, bei manchen Menschen schon durch kleine Stöße.

Die Aromatherapie hält für solche Probleme das ätherische Immortellenöl oder -Hydrolat bereit. Es ist praktisch das Arnika in der Aromatherapie.

Immortellenöl hat eine starke antikoagulierende (blutgerinnungshemmende) Wirkung und sollte in keiner Hausapotheke fehlen. In vielen Fällen reicht auch das wesentlich preiswertere Immortellen-Hydrolat aus.

Bei kleineren Prellungen und Stößen wird es auf die betroffenen Stellen aufgesprüht. Ich bewahre es im Kühlschrank auf, dann hat es zusätzlich eine kühlende Wirkung.

Hämatom-Öl „Beulen-Doktor“

- 10 ml Johanniskrautöl
- 5 Tropfen Lavendel fein
- 5 Tropfen Immortelle

Betroffene Stellen damit sanft einreiben.

Stomapflege

Bei der Stomapflege hat Hautpflege eine ganz besondere Bedeutung. Häufig ist die Haut rund um das Stoma sehr empfindlich und nicht selten gereizt, gerötet und schmerzhaft. Hinzu kommt manchmal auch ein unangenehmer Geruch, den der Betroffene selbst als sehr belastend empfindet. Bei der Hautpflege für Stomaträger sollten nur nicht-fettende Pflegeprodukte eingesetzt werden, damit die Haftung der Hautschutzplatte nicht gefährdet ist.

Reinigung des Stomas:
Rosen-Hydrolat aufsprühen, vorsichtig trocken tupfen, nochmals aufsprühen und trocknen lassen. Danach kann die Hautschutzplatte problemlos wieder aufgeklebt werden.

Stomapflege bei gereizter Haut

- 100 ml Rosen-Hydrolat (ohne Alkohol)
- 2 Tropfen Pfefferminze
- 2 Tropfen Manuka
- 2 Tropfen Rosengeranie
- 2 Tropfen Karottensamen
- 10 Tropfen Lavendel fein

Alles zusammen in einer Sprühflasche mischen. Anwendung siehe Reinigung.

» Die Mischung muss vor jeder Anwendung geschüttelt werden.

Narbenpflege

Um Narben weich und geschmeidig zu halten und den Heilungsprozess auch unter der Narbe zu begünstigen, werden hautpflegende und regenerierende fette Pflanzenöle und ätherische Öle zur Narbenpflege eingesetzt. Auch ältere Narben können von einer Narbenpflege noch profitieren. Die Narbenpflege darf nur auf der geschlossenen Haut durchgeführt werden.

Narbenpflegeöl

- 50 ml Johanniskrautöl (alternativ Ringelblumenöl)
- 2 Tropfen Rosengeranie
- 4 Tropfen Lavendel fein
- 2 Tropfen Weihrauch
- 2 Tropfen Zeder

1–2 x täglich betroffene Stellen damit vorsichtig einreiben.

» Zusätzlich kann Immortellen-Hydrolat vor jeder Anwendung und auch einfach zwischendurch aufgesprüht werden.

Hautpflege bei Patienten mit multiresistenten Keimen (MRSA)

In Deutschland infizieren sich jährlich mehr als 400.000 Menschen mit den sogenannten Krankenhauskeimen und ca. 15.000 sterben daran.

Oft sind es sogar nur banale, routinemäßige oder kleinere Eingriffe, die schon zu einer Infektion führen können. Viele ätherische Öle wirken sehr stark antibakteriell und sind in der Lage dem gefürchteten multiresistenten Krankenhauskeimen (MRSA) auf den Laib zu rücken. In den letzten Jahren konnte in vielen Studien gezeigt werden, dass die ätherischen Öle die Wirkung von zum Teil nicht mehr wirksamen Antibiotika wieder herstellen bzw. verstärken können.

Mittlerweile gibt es einige Labore in Deutschland, die sogenannte Aromatogramme erstellen können. Beim Aromatogramm kann nachgewiesen werden, welche ätherischen Öle eine antibakterielle Wirkung auf spezielle Keime haben. Dafür muss ein Arzt oder Therapeut einen Abstrich der keimbelasteten Stellen machen und diesen an ein geeignetes Labor (Adressen siehe Anhang) schicken. Nach Auswertung des Aromatogrammes und der Auswahl der wirksamen ätherischen Öle wird in einer Apotheke eine entsprechende Mischung für den Patienten hergestellt.

Aus verschiedenen Gründen ist es nicht immer möglich diese Untersuchung zu machen. Dennoch kann jeder vorbeugend, aber auch bei bestehenden Infektionen, begleitend zu den schulmedizinischen Maßnahmen selbst etwas tun.

Circa eine Woche vor dem Eingriff können die zu behandelnden Hautpartien täglich mit entsprechenden Körperölen eingerieben werden.

„Hautstark"

- 50 ml Johanniskrautöl
- 5 Tropfen Lavendel fein
- 5 Tropfen Manuka
- 5 Tropfen Melisse 10 %
- 5 Tropfen Teebaum

Bei Patienten mit einer bestehenden MRSA Infektion stärken tägliche Waschungen und Einreibungen das Immunsystem, so dass dieses wiederum den Körper besser schützen kann.

„Waschung"

- 1 Tropfen Teebaum
- 2 Tropfen Manuka
- 1 Tropfen Lavendel fein
- 1 Tropfen Thymian thymol

» In einem Esslöffel Sahne emulgieren und dem Wasser zugeben.

Stärkendes Körperöl

- 50 ml Johanniskrautöl
- 3 Tropfen Teebaum
- 3 Tropfen Ravintsara
- 2 Tropfen Thymian ct linalool
- 4 Tropfen Manuka
- 3 Tropfen Lavendel fein

Bei Keimbesiedelung in der Nase kann die Nasenschleimhaut mit einer entsprechenden Mischung versorgt werden.

Nasenöl

- 20 ml Johanniskrautöl
- 1 Tropfen Lavendel fein
- 1 Tropfen Manuka
- 1 Tropfen Melisse 10 %
- 1 Tropfen Teebaum

» mit einem Wattestäbchen die Nasenschleimhaut 1–2 mal täglich vorsichtig betupfen

Für die Raumbeduftung verwendet man das Raumspray „Keimschreck" (siehe Seite 66).

Rund um Bauch und Darm

Viele Patienten sind während einer Erkrankung zusätzlich durch Verdauungsproblemen belastet. Verminderte Flüssigkeitsaufnahme und Medikamente führen zudem zu Störungen des Verdauungstraktes. Auch Senioren leiden sehr häufig unter diesen Problemen. Der Toilettengang wird nicht selten zur Qual, hinzu kommen Blähungen, Völlegefühl und Appetitlosigkeit.
Einige ätherische Öle wirken entblähend und entkrampfend und können den Appetit steigern.

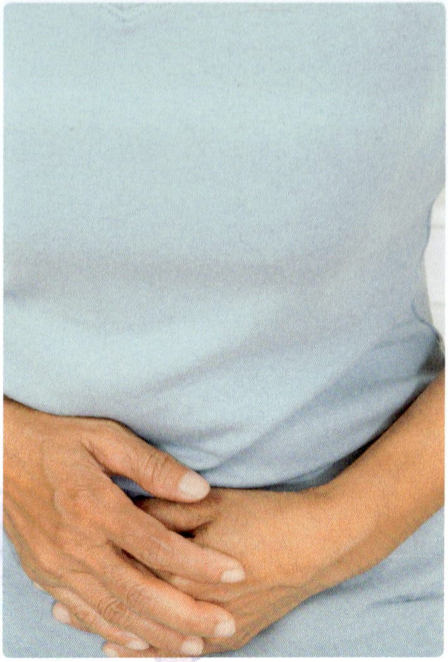

Blähungen

Eine morgendliche sanfte Bauchmassage im Uhrzeigersinn, die der Betroffene manchmal sogar selbst durchführen kann, wirkt oft kleine Wunder.

Bauchmassage „Bauchwohl"

- 1 Esslöffel Olivenöl (alternativ Schwarzkümmelöl)
- 3 Tropfen Fenchel
- 1 Tropfen Lavendel oder Majoran
- 2 Tropfen Orange

» Diese Mischung fördert die Verdauung, beugt Blähungen vor und wirkt entkrampfend.

So geht´s:
Geben Sie die ätherischen Öle in das Olivenöl und verteilen Sie die Mischung mit der warmen Hand. Streichen bzw. verteilen Sie sie im Uhrzeigersinn (Nabel aussparen) ca. 3–5 Minuten auf dem Bauch. Danach legen Sie ein angewärmtes Handtuch oder ein Kirschkernkissen auf den Bauch.
Sollte eine Baucheinreibung nicht möglich sein, kann die Mischung auch als Ölkompresse aufgelegt werden.

TIPP

Für die entspannende und entkrampfende Bauchmassage gibt es Melissenöl von Wala als anwendungsfertige Mischung in der Apotheke zu kaufen.

Auch der gute alte Brauch, bei Bauchschmerzen einen Tee zu trinken, sollte nicht in Vergessenheit geraten. Ein Bauchweh-Tee muss nicht nach bitterer Medizin schmecken, sondern kann sogar ein Genuss sein. In den meisten Apotheken können Sie sich folgende Mischung herstellen lassen:

„Gutes Bauchgefühl"

Teemischung angelehnt an eine Rezeptur von Ursel Bühring

- 30 g Pomeranzenschalen
- 20 g Fenchelsamen
- 50 g Melissenblätter

Für eine Tasse Tee benötigt man 1 Esslöffel der Mischung. Diese muss gemörsert werden, damit die Fenchelsamen ihre ätherischen Öle im Tee freisetzen können. Dann werden die Teekräuter mit ca. 200 ml heißem Wasser übergossen. 10 Minuten ziehen lassen. Damit die ätherischen Öle sich nicht verflüchtigen, deckt man die Tasse mit einem Unterteller ab.

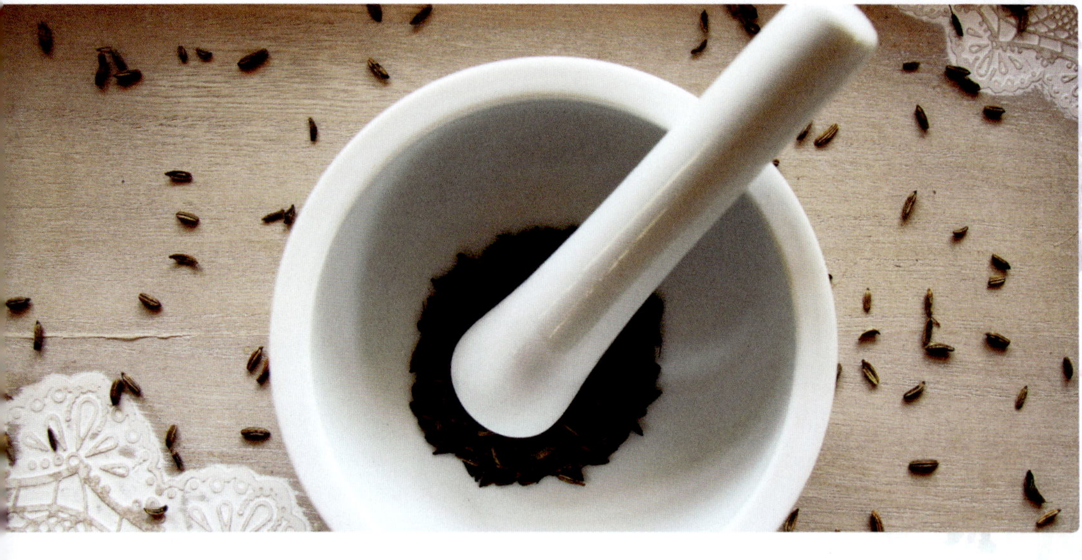

Obstipation (Verstopfung)

Durch zu wenig Flüssigkeitszufuhr und Nahrungsaufnahme, notwendige Medikamente und zu wenig Bewegung kommt es bei erkrankten und pflegebedürftigen Menschen nicht selten zu Verstopfung (Obstipation).
Regelmäßiger Stuhlgang ist jedoch überaus wichtig, zumal sonst neue Beschwerden wie Bauchschmerzen, Krämpfe und Blähungen folgen können. Abführende Medikamente werden leider viel zu oft prophylaktisch oder dauerhaft eingesetzt, was zu einem Gewöhnungseffekten führen kann. Viele dieser Mittel verursachen außerdem vor der Stuhlentleerung krampfartige Bauchschmerzen. Regelmäßige Bauchmassagen, wie im Abschnitt „Blähungen" beschrieben, kann die Verdauung hilfreich anregen und einer Obstipation vorbeugen.

Feuchtwarmer Bauchwickel

- 10 ml Olivenöl
- 2 Tropfen Fenchel
- 2 Tropfen Orange
- 2 Tropfen Majoran

Sie brauchen zusätzlich:
✓ 1 l heißes Wasser (nicht kochend)
✓ 1 Baumwolltuch z. B. Geschirrtuch
✓ 1 Handtuch

So geht´s:
Die ätherischen Öle werden mit dem Olivenöl vermischt und der Bauch damit im Uhrzeigersinn eingerieben. Dann tauchen Sie das Baumwolltuch in das heiße Wasser, wringen es aus und legen es auf den Bauch. Das Handtuch wird darüber gelegt. Bei Bedarf kann eine Wärmflasche oder ein Kirschkernkissen die warme Wirkung verstärken.
Bitte seien Sie vorsichtig und testen Sie erst die Temperatur! Diese sollte für den Patienten warm und angenehm sein.
Das feuchte Tuch muss nach dem Abkühlen wieder entfernt werden.
Sollte ein Pflegedienst Sie zu Hause besuchen, können Sie darum bitten, bei schwerer Obstipation folgenden Einlauf durchzuführen:

Milch-Honig-Einlauf bei Obstipation

Auf Palliativstationen hat sich unter anderem ein Einlauf mit einem halben Liter warmer Milch, zusammen mit 3 Esslöffeln Honig und 3 Esslöffeln Olivenöl bewährt. Die Wärme regt die Darmtätigkeit an, der Honig bindet das im Darm enthaltene Wasser, und das Fett aus der Milch fungiert als Gleitmittel. Die Wirkung des Milch-Honig-Gemisches setzt in der Regel 20 bis 60 Minuten nach der Durchführung des Einlaufes ein. Diese Art des Einlaufes ist für den Patienten wenig belastend. Er wird durch die Verwendung der natürlichen Zutaten Milch und Honig häufig als sehr schonend empfunden.

Hämorrhoiden

Wenn Hämorrhoiden vergrößert sind, bereiten sie häufig Schmerzen, jucken, brennen oder bluten sogar.
Neben einer ausgewogenen Ernährung und genügend Flüssigkeit, können Hämorrhoiden auch mit Aromapflegemischungen gepflegt werden. Diese reduzieren den Juckreiz, wirken entzündungshemmend, schmerzlindernd und mild entstauend.

INFO

Reinigen Sie den Po nach jedem Toilettengang mit warmem Wasser oder den selbst hergestellten Pflegetüchern. (siehe Seite 44)

Hämorrhoiden Pflegeöl bei Juckreiz

- 50 g Kokosöl
- 3 Tropfen Lavendel fein
- 3 Tropfen Manuka
- 4 Tropfen Teebaum

nach dem Toilettengang sanft am Darmeingang damit einreiben

Bei entzündlichen und blutenden Hämorrhoiden

- 20 ml Calophyllumöl
- 30 ml Johanniskrautöl
- 2 Tropfen Weihrauch
- 3 Tropfen Niauli
- 3 Tropfen Teebaum
- 2 Tropfen Zypresse

1 Teelöffel dieser Mischung auf eine Kompresse geben und am After auflegen.

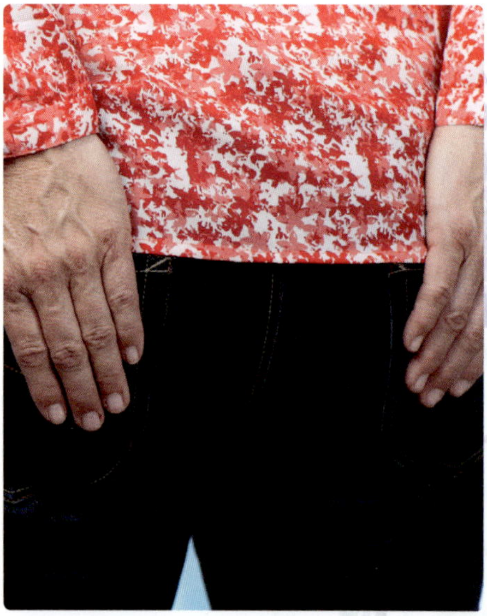

Appetitlosigkeit

Ätherisches Orangen- oder Grapefruitöl kann den Appetit steigern. Außerdem sorgt der frische, angenehme Duft für eine bessere Stimmung. Verschiedene Anwendungsmöglichkeiten können – je nach Bedarf – für den Patienten gewählt werden:

- Handausstreichungen
- Duftkompresseen
- aromatische Getränke

„Be Happy" Massageöl für die Hände

- 1 EL Kokosöl oder Mandelöl
- 2 Tropfen Grapefruit oder Orange

Streichen Sie mit dieser Mischung sanft die Hände aus.

Duftkompresse

1–2 Tropfen Grapefruit oder Orange auf ein Kompressentuch geben und daran schnuppern.

„Aromaspritz"

Eine Flasche Mineralwasser mit zwei Tropfen Grapefruitöl oder Orangenöl (Aromaküche) aromatisieren. Vor dem Servieren Flasche leicht schwenken.
Dieses wohlschmeckende und erfrischende Getränk kann den Appetit anregen und die Verdauung fördern. Es darf auch von Diabetikern getrunken werden.

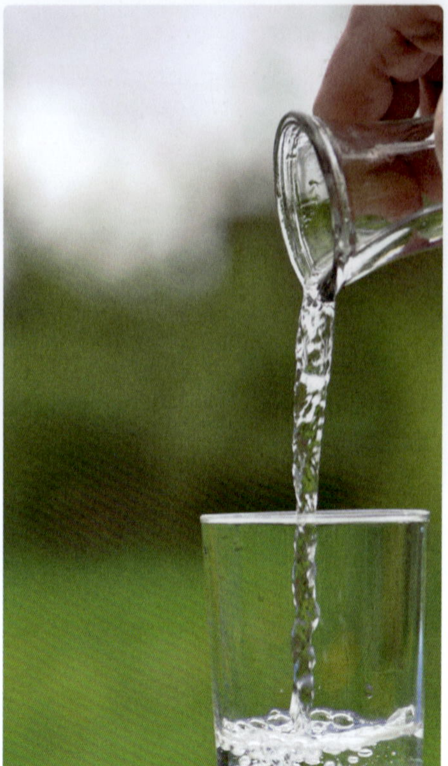

Bewährte ätherische Öle und Pflanzenöle bei Schmerzen

Cajeput	schmerzlindernd für Muskulatur und Nerven	Gelenk- und Muskelschmerzen, Nervenschmerzen
Lavendel fein	entspannend für die Muskulatur, schmerzlindernd und entzündungshemmend	Gelenk- und Muskelschmerzen, Nervenschmerzen, Bauchschmerzen
Lorbeer	schmerzlindernd, entzündungshemmend	Arthritis, Muskelschmerzen
Majoran	stark entkrampfen bei Muskelkrämpfen und -schmerzen	Wadenkrämpfe, Muskelschmerzen, Gelenkschmerzen, Kopfschmerzen
Melisse	schmerzlindernd und -stillend, entkrampfend, entzündungshemmend	Nervenentzündungen, Post-Zoster-Neuralgie
Pfefferminze	schmerzlindernd, kühlend und durchblutungsfördernd	Kopfschmerzen, akut entzündliche Gelenkschmerzen
Rosmarin cineol	durchblutungsfördernd, entzündungshemmend und schmerzlindernd	Gelenk- und Muskelschmerzen
Tonkaextrakt	entspannend, beruhigend, einhüllend und schmerzlindernd	Tumorschmerzen und alle Schmerzen die nicht gut lokalisierbar sind
Zeder	stärkend, schmerzlindernd	bei Schmerzen aller Art zum Stabilisieren von Körper und Seele
Zirbelkiefer	schmerzlindernd, entzündungshemmend	Gelenk- und Muskelschmerzen
Pflanzenöle		
Johanniskrautöl	wärmend, durchblutungsfördernd, schmerzlindernd	bei allen Schmerzen die Wärme erforderlich machen, besonders Nervenschmerzen
Olivenöl	leicht wärmend, durchblutungsfördernd und schmerzlindernd	bei allen Schmerzen die Wärme erforderlich machen, besonders Nervenschmerzen
Kokosöl	kühlend und beruhigend	bei Schmerzen die Kühle erforderlich machen

Begleitende Aromapflege bei Schmerzen

„Schmerz tut jedem wieder anders weh"

Jeder Mensch empfindet Schmerzen anders. Das Schmerzempfinden sowie der Umgang damit werden bereits durch Eltern, Großeltern und Bezugspersonen in der Kindheit geprägt. Die Schmerztoleranz hängt ebenso von vielen unterschiedlichen Faktoren ab. Hierbei spielen Persönlichkeit, Stimmung, Gefühle, Tagesform, Zuwendung, Hoffnung, Entspannung und vieles mehr eine große Rolle.

Für den Betroffenen ist es wichtig, dass er mit seinem Schmerz ernst genommen wird.

Es gibt viele unterschiedliche Arten von Schmerz, zum Beispiel den Oberflächenschmerz, Tiefenschmerz, neuropathischen Schmerz, viszeralen Schmerz (die Eingeweide betreffend), Thalamusschmerz und Differenzierungsschmerz (z. B. Phantomschmerz nach Amputation, Trigeminusneuralgie).

Man unterscheidet zwischen akuten und chronischen Schmerzen. Schmerzen sind ein Warnsignal. Diese Schutzfunktion trifft bei akuten Schmerzen zu. Bei chronischen Schmerzen trifft das nicht mehr zu.

Der akute Schmerz ist auf einen kurzen Zeitraum beschränkt, meist lokal begrenzt. Die Lebensqualität wird vorübergehend eingeschränkt. Zu den akuten Schmerzen zählen:

- Kopfschmerzen
- Verletzungen
- Schmerzen nach einer Operation usw.

Chronische Schmerzen halten häufig schon mehrere Monate an und verändern das sogenannte „Schmerzgedächtnis". Schmerzen können sich so zu einer eigenen Krankheit, der „Schmerzkrankheit", entwickeln. Auch alte Menschen oder Tumorpatienten leiden unter dauerhaften Schmerzen. Sie müssen dann mit starken Schmerzmedikamenten behandelt werden, die wiederum erhebliche Nebenwirkungen haben können. (Rezeptur: Einreibemischung bei Tumorschmerzen (siehe Seite 106).

*„Schmerz ist das, was der Betroffene
über die Schmerzen mitteilt,
sie sind vorhanden,
wenn der Patient mit Schmerzen sagt,
dass er Schmerzen hat."*

Mc Caffrey

Kurz gesagt: Schmerz ist das, was der Patient als solches empfindet.

Wirkung ätherischer Öle bei Schmerzen

Hierbei geht es nicht ausschließlich um die körperliche, sondern auch um die seelische Wirkung der ätherischen Öle. So ist zum Beispiel Schmerz eine emotionale Wahrnehmung, die durch unterschiedliche Neurotransmitter, sogenannte Botenstoffe, beeinflusst werden kann.

Endorphine sind körpereigene „Schmerzmittel", die für die eigene Schmerzstillung verantwortlich sind. So werden zum Beispiel zum Zeitpunkt der Geburt eines Kindes bei der Mutter eine große Menge Endorphine ausgeschüttet. Dieser „Trick der Natur" lässt die Mutter die schmerzhafte Geburt vergessen, denn sonst würde sie vielleicht keine Kinder mehr zur Welt bringen wollen. Auch bei Unfällen wird eine Menge Endorphine freigesetzt und das Schmerzempfinden dadurch zunächst minimiert.

Encephaline wirken ausgleichend bei Stimmungsschwankungen und stimmungsaufhellend bei Melancholie.

Serotonin ist zum Beispiel verantwortlich für den Schlaf-Wach-Rhythmus, wirkt zudem beruhigend, angstlösend und dämpft die Übertragung der Schmerzbahnen zum Gehirn.

Weitere Botenstoffe, die durch ätherische Öle beeinflusst werden können, sind Noradrenalin und Prostaglandine.

Prostaglandine spielen eine entscheidende Rolle bei Entzündungsprozessen und der lokalen Schmerzvermittlung.

Für die Schmerzreduzierung auf körperlicher Ebene spielen ätherische Öle eine große Rolle. Da sie lipophil (fettlöslich) sind, können sie gut in die Haut eindringen. Zur begleitenden Behandlung von Schmerzen werden durchblutungsfördernde und entzündungshemmende ätherische Öle verwendet. Manchmal können Patienten den Schmerz nicht lokalisieren und die schmerzenden Partien nicht genau benennen. Dann benutze ich gerne eine Mischung mit Tonkaextrakt. Mit diesem Körperöl werden sanfte Einreibungen der Hände, Beine oder den Füßen durchgeführt. Die Kombination aus Berührung und ätherischen Ölen fördert das Wohlbefinden und unterstützt die Ausschüttung von Endorphinen. Diese wiederum vermindern das Schmerzempfinden und beruhigen.

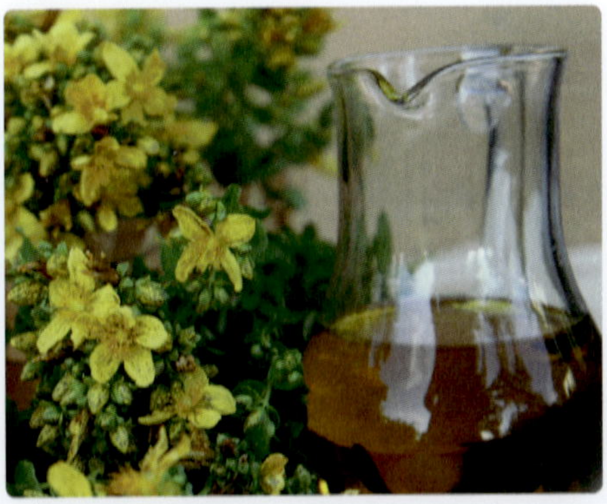

Rezepturen

„Schmerzen loslassen"

- 50 ml Johanniskrautöl
- 8 Tropfen Tonkaextrakt
- 4 Tropfen Mandarine rot
- 4 Tropfen Lavendel fein
- 2 Tropfen Zeder

Betroffene Bereiche sanft einreiben; kann als Ganzkörperöl für die tägliche Pflege bei Schmerzpatienten verwendet werden.

» Massage- und Körperölmischung bei allgemeinem Schmerzempfinden

Raumbeduftung

- 3 Tropfen Mandarine rot
- 2 Tropfen Bergamotte
- 1 Tropfen Kamille römisch

Muskel- und Gelenköl

- 50 ml Johanniskrautöl
- 5 Tropfen Weihrauch
- 5 Tropfen Majoran
- 10 Tropfen Cajeput
- 5 Tropfen Latschenkiefer
- 5 Tropfen Lavendel fein

Schmerzende Körperstellen damit sanft einreiben.

» Aromapflegemischung bei:
- Ischiasbeschwerden
- Kopfschmerzen/Migräne
- Nacken-Schulter-Schmerzen
- Neuralgien usw.

Warme Ölkompresse bei Verspannungs- und Ischiasschmerzen

- 1 EL Johanniskrautöl
- 2 Tropfen Lavendel fein
- 2 Tropfen Cajeput

Öl mit ätherischen Ölen mischen und auf die Kompresse geben. Diese zwischen zwei Wärmflaschen anwärmen und auf die betroffenen Stellen legen. So lange liegenlassen, wie sie der Patient als angenehm empfindet.

Einreibung bei Krämpfen (Wadenkrämpfe)

- 1 EL Johanniskrautöl oder Olivenöl
- 6 Tropfen Majoran

Betroffene Stellen mit der Mischung einreiben.

Entspannende Waschung

- 1 EL Meersalz oder Sahne
- 2 Tropfen Orange
- 1 Tropfen Vanilleextrakt

Vermischen und dem warmen Wasser zugeben.

» Aromapflegemischungen bei:
- Gelenkschmerzen
- Muskelschmerzen
- rheumatischen Beschwerden
- arthritischen Schmerzen

Tipp

Manchmal ist es einfacher, eine bereits fertige Mischung zu verwenden. Das Aconit Schmerzöl von der Firma WALA kann in Apotheken gekauft werden.

Entspannendes Körperöl (stimmungsaufhellend)

- 50 ml Basisöl
- 5 Tropfen Mandarine rot
- 3 Tropfen Benzoe Extrakt
- 2 Tropfen Rosengeranie
- 2 Tropfen Lavendel fein

» Aromapflegemischung bei:
- chronischen Schmerzen
- akuten Schmerzen

Wird die Körper- und Massageölmischung aufgetragen, kann man mit dem Betroffenen üben sich vorzustellen, dass bei jeder Streichbewegung der Schmerz „weggestrichen" wird. Diese Vorstellung kann durch bewusstes Ein- und Ausatmen unterstützt werden.

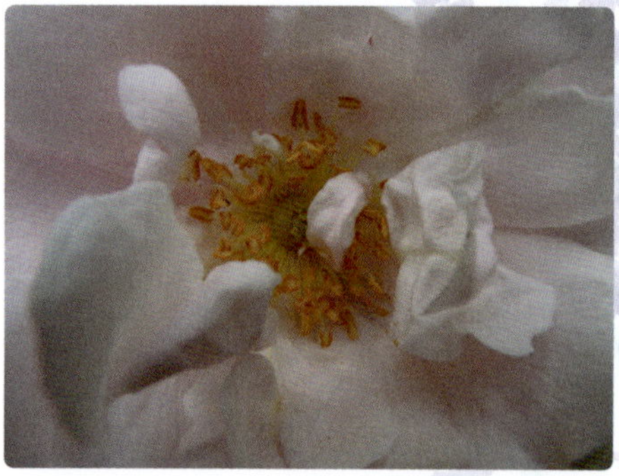

Wichtig ist, Einreibungen und sanfte Massagen immer mit ruhigen und gleichmäßigen Bewegungen auszuführen. Vermeiden Sie hektische und flüchtige Berührungen und sorgen Sie für eine angenehme und ungestörte Atmosphäre. Dadurch kann der Betroffene auch wirklich entspannen und die Zuwendung genießen.

Schmerzende Füße und Beine

Es gibt kaum ein Körperteil, das mehr Schwerstarbeit leisten muss als unsere Füße.
Gerade alte, aber auch kranke Menschen klagen häufig über Schmerzen in Beinen und Füßen. Besonders in den Sommermonaten kann es zu Schwellungen kommen. Einige ätherische Öle wirken entstauend, abschwellend und kühlend.
Zudem befinden sich auf unseren Fußsohlen zahlreiche Reflexzonen, die durch eine Fußeinreibung verschiedene Organe, aber auch unsere Seele positiv beeinflussen. Eine Fußeinreibung kann unser Immunsystem stärken und das körperliche Wohlbefinden steigern.

Eine Fußeinreibung fördert sozusagen „die Leichtigkeit des Seins".

Peeling für strapazierte Füße

- 1 EL Olivenöl
- 1 TL Zucker
- 1 Tropfen Weihrauch
- 1 Tropfen Lavendel fein

Mit dieser Mischung die Füße einreiben und peelen, dann mit lauwarmem Wasser (ohne Seife) abwaschen.

„Luxus für die Füße"

- 30 g Kokosfett
- 20 g Sheabutter
- 3 Tropfen Rosengeranie
- 1 Tropfen Weihrauch
- 2 Tropfen Orange
- 2 Tropfen Benzoe Extrakt

Das Kokosfett und die Sheabutter im Wasserbad vorsichtig zergehen lassen, dann die ätherischen Öle hineingeben und alles in eine verschließbare Dose füllen.

Fußbadesalz bei geschwollenen Füßen und Beinen

- 250 g Meersalz
- 5 Tropfen Weihrauch
- 3 Tropfen Niauli
- 3 Tropfen Zypresse
- 4 Tropfen Lavendel fein

- 2 Tropfen Pfefferminze

» Von dieser Mischung einen Esslöffel pro Fußbad

Beinöl bei häufig geschwollenen Beinen und zur Venenpflege

- 50 g Kokosöl
- 2 Tropfen Pfefferminze
- 3 Tropfen Zypresse
- 2 Tropfen Myrte Anden
- 3 Tropfen Lavendel fein
- 4 Tropfen Bergamotte oder Grapefruit

Kopfschmerzen

Roll-On bei Kopfschmerzen

- 10 ml Jojobaöl
- 8 Tropfen Lavendel fein oder Majoran
- 12 Tropfen Pfefferminze

Tipp

Kochen Sie einen starken Pfefferminztee. Tauchen Sie ein Stofftaschentuch in den abgekühlten Tee. Wringen Sie es aus und legen Sie es auf die Stirn. Eine Wohltat!

Duftkompresse bei Kopfschmerzen mit dem Bedürfnis nach Wärme

- 1 Tropfen Majoran
- 1 Tropfen Basilikum

» Öle auf eine Kompresse tropfen und bei Bedarf daran riechen.

Schmerzen während und nach Herpes zoster (Gürtelrose)

Durch heftige Schmerzen bei Gürtelrose neigen Patienten häufig zu Gereiztheit oder verfallen in depressive Verstimmung. Der Krankheitsverlauf kann bis zu 4 Wochen dauern. Die Bläschen trocknen ein, ohne Narben zu hinterlassen. In manchen Fällen können die Nervenschmerzen auch über Wochen, Monate, sogar Jahre anhalten. Das nennt man Post-Zoster-Neuralgie.

Da bei Herpes zoster die Haut mitunter sehr berührungsempfindlich ist und der Betroffene Einreibungen als sehr schmerzhaft empfindet, bevorzuge ich Melissen-Hydrolat zum Aufsprühen. Es wirkt antiviral, schmerzlindernd, juckreizstillend und erfrischend. Die betroffenen Hautpartien können mit einer Aromapflegemischung vorsichtig betupft werden, was den Heilungsprozess beschleunigen kann. Auch Schmerzen und das Spannen der Haut, die durch das Eintrocknen der Bläschen entstehen, werden weniger und die Gefahr einer Post-Zoster-Neuralgie wird verringert.

Ölmischung zum Betupfen

- 50 ml Johanniskrautöl oder Calophyllumöl
- 5 Tropfen Ravintsara
- 5 Tropfen Melisse
- 5 Tropfen Rosengeranie
- 5 Tropfen Teebaum

Mit dieser Mischung werden die betroffenen Hautstellen 2 bis 3 x täglich vorsichtig betupft.

Sollte der Patient jedoch zu starke Schmerzen beim Betupfen empfinden, kann die Mischung auch als Sprühlotion angewendet werden.

Sprühlotion

- 30 ml Johanniskrautöl oder Calophyllumöl
- 20 ml Melissen-Hydrolat
- 5 Tropfen Ravintsara
- 5 Tropfen Melisse
- 5 Tropfen Rosengeranie
- 5 Tropfen Teebaum

» Die Lotion vor jeder Anwendung gut schütteln, da sich Hydrolat und Pflanzenöl nicht verbinden.

! Die Mischung ist max. zwei Wochen haltbar.

Tipp

Bei Neuralgien (Nervenschmerzen) ist Johanniskrautöl unersetzlich, es beruhigt die gereizten Nerven und wärmt. Legen Sie entweder eine in Johanniskrautöl getränkte Kompresse auf, oder reiben Sie die schmerzende Stelle großzügig damit ein. Zusätzliche Wärme unterstützt die schmerzlindernde Wirkung des Johanniskrautöls.

Die Post-Zoster-Neuralgie

Bei etwa jedem 10. Patient verbleiben noch einige Monate nach dem Abklingen der Gürtelrose starke Schmerzen. Hier liegt vermutlich eine anhaltende Nervenschädigung vor. Dies ist für die Patienten eine sehr belastende und schmerzhafte Situation. Die Bläschen sind längst abgeheilt und man sieht eigentlich nichts mehr. Das macht das Verständnis für das Leid des Patienten und die Behandlung der sehr schmerzhaften Post-Zoster-Neuralgie nicht einfacher.
Neben den schulmedizinischen Maßnahmen kann die Aromapflege unterstützend eingesetzt werden. So können Schmerzen und die oft sehr beeinträchtigte psychische Verfassung der Patienten verbessert und der Krankheitsverlauf eventuell verkürzt werden.

Beruhigender und kühlender Hautbalsam

- 30 g Kokosfett
- 3 Tropfen Pfefferminze
- 3 Tropfen Lavendel fein
- 2 Tropfen Kamille römisch

Kokosfett in einem sauberen Schraubglas im Wasserbad schmelzen, ätherische Öle dazu geben, verrühren und abkühlen lassen

Kühlendes Spray

- 100 ml Pfefferminz-Hydrolat (ohne Alkohol)
- 4 Tropfen Pfefferminze

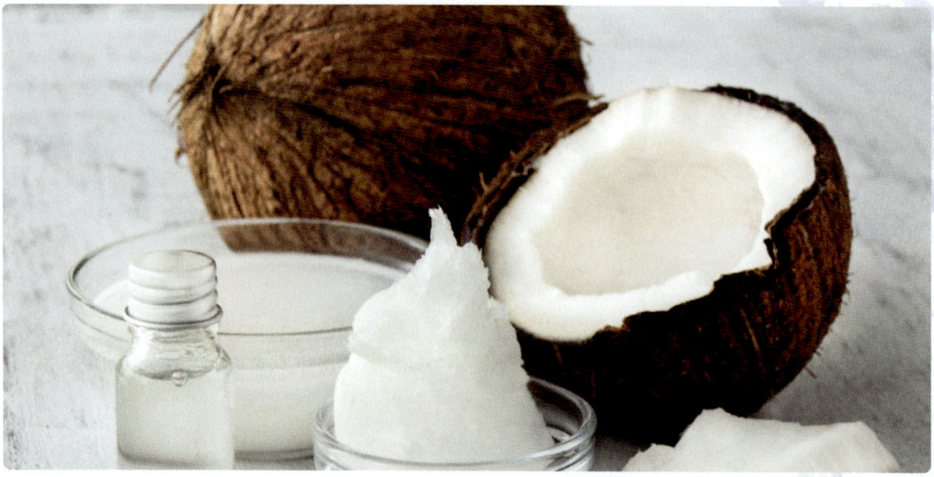

» Vor jeder Anwendung gut schütteln.
» Diese Mischung kühlt und lindert die schmerzenden Partien.

Zusätzlich können stimmungsaufhellende ätherische Öle für die Duftlampe, Roll-Ons, Riechdöschen oder Duftkompressen die Stimmung der Betroffenen verbessern. Die passenden ätherischen Öle sollten vom Patienten selbst ausgewählt werden.
Eine kleine Auswahl ätherischer Öle, die als stimmungsaufhellend gelten:

- Zitrusschalenöle, insbesondere Bergamotte, Grapefruit, Blutorange
- Neroli
- Tonkaextrakt, Vanilleextrakt, Benzoe Extrakt
- Kamille römisch sorgt zudem auch für körperliche Entspannung und beruhigt das Gemüt
- Jasmin und Rose regen den Thalamus an Encephaline auszuschütten. Encephalin ist ein Peptidhormon, das analgetisch und stimmungsaufhellend wirkt.

Körperspray „Seelenwohl"

- 30 ml Orangenblüten-Hydrolat
- 20 ml Rosen-Hydrolat
- 3 Tropfen Kamille römisch
- 2 Tropfen Bergamotte
- 2 Tropfen Lavendel fein
- 5 Tropfen Orange

» Diese Mischung kann wie ein Körperspray, Parfum oder als Raumspray verwendet werden.

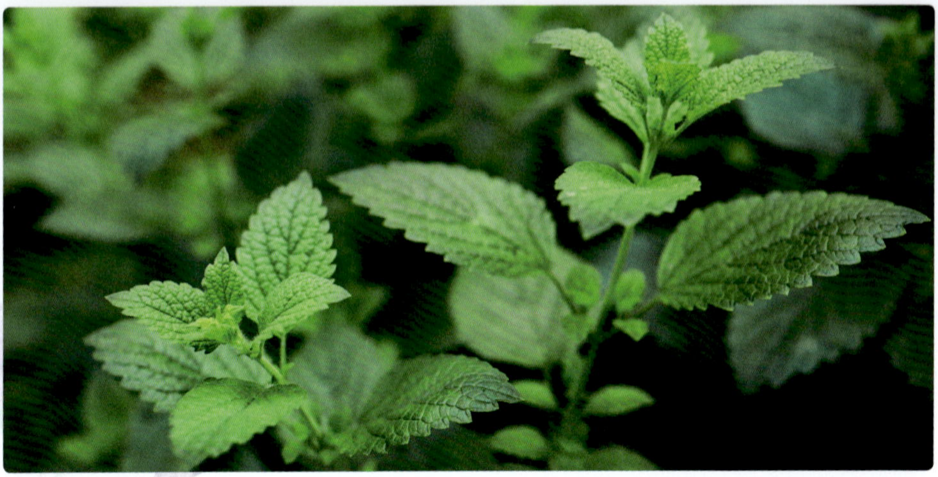

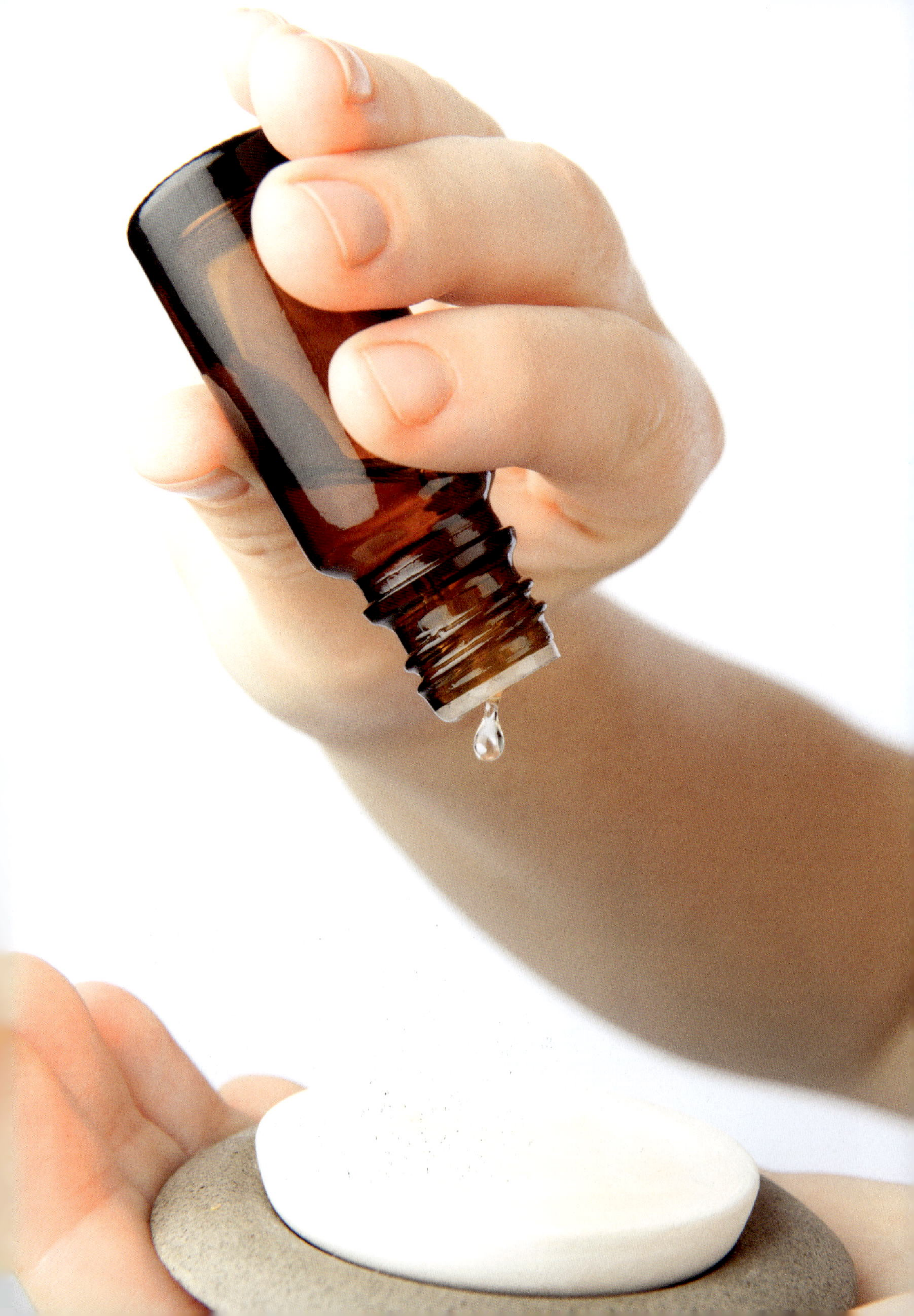

Unangenehme Gerüche

Gerüche spielen in unserem Leben eine beachtliche Rolle. Der Duft nach Zitrone wird mit Sauberkeit verbunden, der Duft nach Nadelbaumölen erinnert an den Waldspaziergang, der Duft nach Kamille an die fürsorgliche Mutter, die den Tee ans Bett bringt und uns liebevoll umsorgt. Viele Menschen verbinden mit Gerüchen Erinnerungen an Erlebtes oder an Menschen. Nicht immer finden wir Duft gut, sondern bezeichnen ihn als Gestank. Die erste Reaktion von Menschen, die mit einem für sie unangenehmen Geruch konfrontiert werden, ist das Luftanhalten. Wird die Luft knapp, versucht man so flach wie möglich zu atmen, um dem Gestank zu entgehen. Speziell der Pflegebereich wird eher mit unangenehmen Gerüchen assoziiert als mit angenehmem Duft. Dort, wo Menschen krank sind, kommt es vermehrt zu schlechten Gerüchen.

Aber nicht nur das Pflegepersonal oder die pflegenden Angehörigen zu Hause leiden unter diesen Gerüchen, sondern auch der Patient selbst leidet darunter. Hinzu kommen Schamgefühl und soziale Isolation. Beim Patienten kann sogar die „schützende" flache Atmung gesundheitliche Schäden mit sich bringen. Selbst unangenehme Gerüche, die jenseits der „Wahrnehmungsgrenze" liegen, verleiten zu flacher Atmung. Dabei werden die Schultern angezogen. Die Muskelspannung erhöht sich. Die Lungen werden nicht ausreichend „belüftet" und das Risiko, an einer Pneumonie (Lungenentzündung) zu erkranken, kann steigen.

Gezielt ausgewählte und hochwertige Raumdüfte dagegen verbessern Wohlbefinden und Stimmung aller Beteiligter.

Für frisches, angenehmes Raumklima eignen sich am besten Düfte wie Nadelbaumöle, Zitrusöle oder verschiedene Kräuterdüfte.

Raumspray „Zitrusfrische"

- 50 ml Wodka oder Weizenkorn
- 15 Tropfen Zitrone
- 10 Tropfen Orange
- 5 Tropfen Pfefferminze

» Bei Bedarf in die Raumluft sprühen.

Speziell frische zitrus- und nadelbaumartige Düfte können die Keimbelastung in Räumen stark reduzieren. Sie sorgen nicht nur für guten Raumduft, sondern vermindern auch die Ansteckungsgefahr.

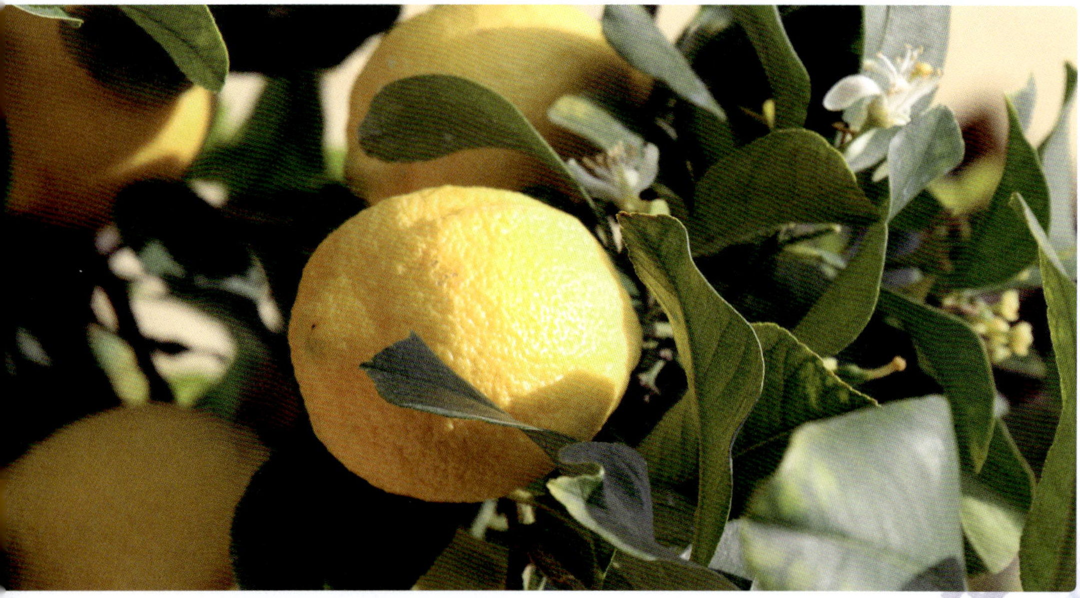

Raumspray „Keimschreck"

- 50 ml Wodka oder Weizenkorn
- 15 Tropfen Zitrone
- 5 Tropfen Zirbelkiefer (alternativ Douglasfichte)
- 5 Tropfen Cajeput
- 5 Tropfen Lavendel fein

Tipp

Für Pflegende:
Sprühen Sie sich etwas von der oben genannten Mischung auf eine Kompresse und stecken diese in die Brusttasche des T-Shirts oder oben in den Ausschnitt. Der frische Duft macht den Aufenthalt beim Patienten für Sie angenehmer.

Unangenehme Gerüche bei exulzerierenden Tumoren

Eine sehr belastende Situation ist der exulzerierende Tumor, der durch die Haut hindurchwächst und nach außen aufbricht. Er verursacht starke Schmerzen und verbreitet einen unangenehmen Geruch von zerfallendem Gewebe. Das führt zu großer Belastung von Patienten und Angehörigen.
Es ist nicht einfach diese Gerüche zu „kontrollieren". Immer wieder muss man ein wenig experimentieren, um wirksame Mischungen zu finden.

Auf keinen Fall sollten süße, schwere oder blumige Düfte verwendet werden. Sie verstärken sogar die unan-

genehmen Gerüche und können zu Übelkeit führen.
Bei meiner ehrenamtlichen Hospizarbeit stand ich oft vor der großen Herausforderung, einen passenden und geruchshemmenden Duft zu finden. Durch Zufall bin ich auf eine Mischung gestoßen, die in den meisten Fällen „geruchliche Linderung" verschafft.

Duftmischung „Kristallklar"

- 20 Tropfen Zitrone
- 10 Tropfen Lorbeer
- 5 Tropfen Pfefferminze
- 5 Tropfen Zirbelkiefer (alt. ein anderes Nadelbaumöl)

Mischen Sie zuerst die ätherischen Öle in einer 5 ml Flasche mit Tropfeinsatz. Von dieser Mischung können Sie 1–2 Tropfen auf eine Kompresse geben und diese auf den geschlossenen Wundverband legen. Oder Sie geben die gesamten Tropfen in 50 ml Wodka oder Weizenkorn und verwenden die Mischung als Airspray für die Raumbeduftung.

Tipp

Duftende Holzklammern:
Beduften Sie Holzklammern mit frischen Düften und klemmen diese z. B. an Gardinen, Bettwäsche oder auch Kleidung fest. In größeren Räumen können durchaus mehrere Klammern im Raum verteilt werden.

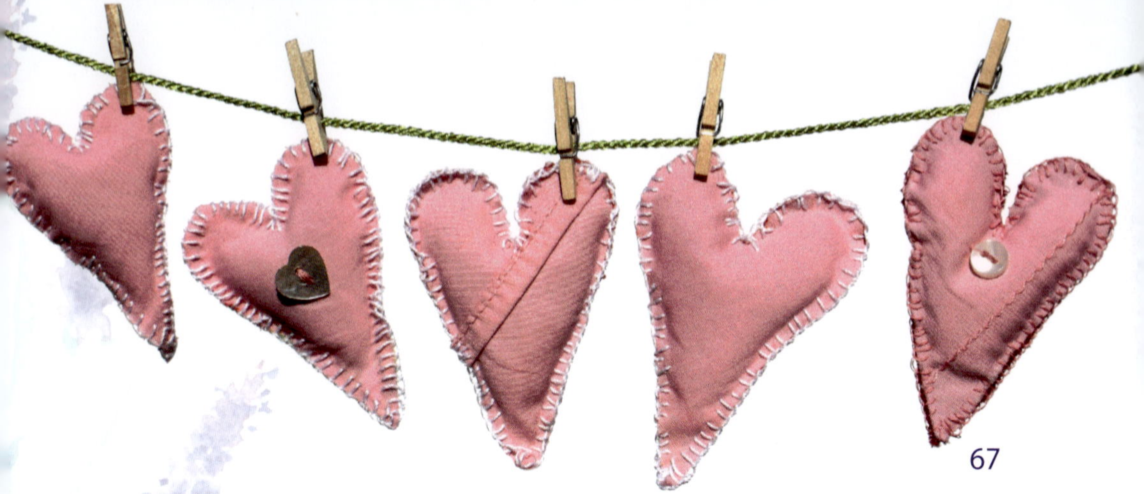

Zur Raumbeduftung

- 3 Tropfen Lorbeer
- 3 Tropfen Zirbelkiefer
- 3 Tropfen Zitrone

» Die Mischung für Duftlampe, Aromastream oder Aromavernebler verwenden.

Tipp

Sollten Sie keine passenden Düfte im Haus haben, kann gemahlener Kaffee – in Schälchen im Zimmer verteilt – unangenehme Gerüche neutralisieren.

„Zitrustraum“

- 50 ml Wodka oder Weizenkorn
- 10 Tropfen Bergamotte
- 10 Tropfen Orange
- 10 Tropfen Zitrone

» Vermischen Sie die ätherischen Öle mit dem Alkohol in einer Sprühflasche und verwenden Sie die Duftmischung als Airspray für die Raumbeduftung.

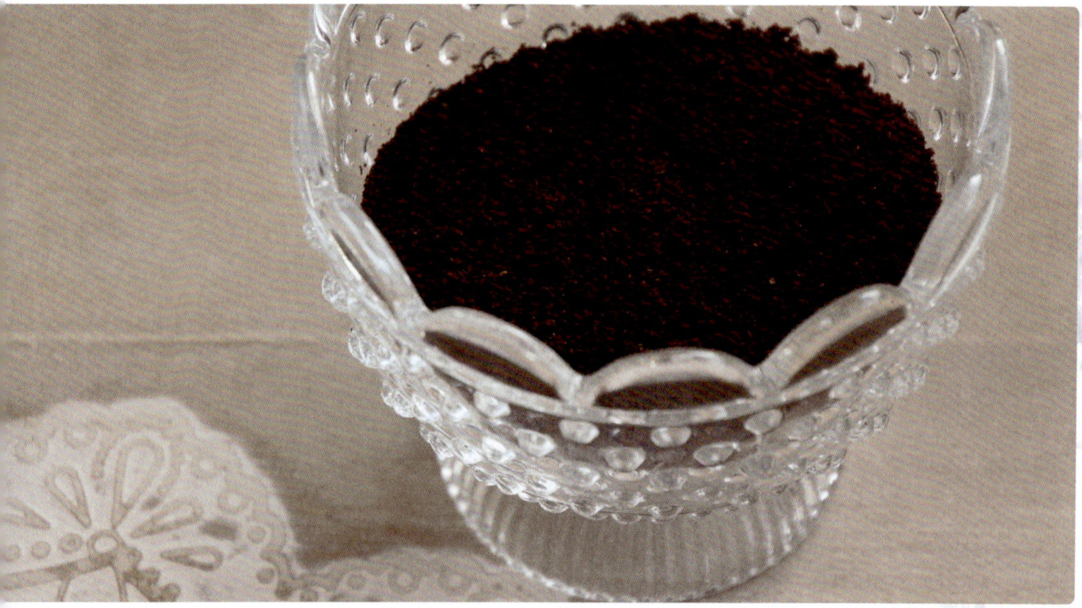

Atemnot

Manche Patienten leiden im Laufe ihrer Erkrankung unter Atemnot. Atemnot löst Angst aus und Angst begünstigt wiederum die Atemnot. Es ist wichtig, Patienten neben den schulmedizinischen Maßnahmen zu unterstützen und den Kreislauf von Atemnot und Angst zu unterbrechen.
Dazu gehört, eine ruhige Atmosphäre zu schaffen, dem Patienten Sicherheit zu geben und seine Situation ernst zu nehmen. Anwesende Personen sollten unbedingt ruhig bleiben und Ruhe vermitteln.
Folgende Maßnahmen können unterstützend getroffen werden:

- Duftkompressen
- Fußeinreibungen
- Raumbeduftung

Die Wirkung ätherischer Öle bei Menschen mit Atemnot:

- Nadelbaumöle wie Zirbelkiefer oder Latschenkiefer unterstützen die Atmung und vertiefen sie.
- Lavendel fein entspannt die Muskulatur und beruhigt den Patienten.
- Majoran wirkt stark entspannend, angstlösend und ausgleichend.
- Melisse beruhigt bei Angstzuständen.
- Orange entspannt, beruhigt und wirkt erfrischend.
- Weihrauch unterstützt den Atemrhythmus, beruhigt den Patienten und die Angehörigen und trägt zur Entspannung bei.

Duftkompresse bei Atemnot

- 1 Tropfen Weihrauch
- 1 Tropfen Orange

die Kompresse wird auf den Brustkorb oder in Kopfnähe gelegt, auch direkt daran riechen ist erlaubt.

Fußeinreibung

- 10 ml Olivenöl
- 2 Tropfen Zirbelkiefer
- 2 Tropfen Zeder

Fußeinreibung mit dem Ziel „weg von oben", also weg vom Atem-Geschehen; lenkt die Aufmerksamkeit auf die Füße und die Berührung.

Raumbeduftung

- 3 Tropfen Orange
- 1 Tropfen Weihrauch
- 1 Tropfen Vanilleextrakt oder Benzoe Extrakt

» Die Mischung für Duftlampe, Aromastream oder Aromavernebler verwenden.

Atemstimulierende Einreibungen

Sollten Sie einen Pflegedienst zur Unterstützung haben, bitten Sie die Pflegefachkraft, Ihnen die Atemstimulierende Einreibung (ASE) zu zeigen. Diese ist mit ein wenig Übung leicht zu erlernen und kann bei Patienten mit Atemnotproblematik täglich durchgeführt und in die Pflege integriert werden.

Aktivierende ASE-Mischung

- 10 ml Johanniskrautöl oder Olivenöl
- 1 Tropfen Cajeput
- 2 Tropfen Zirbelkiefer

Beruhigende ASE-Mischung

- 10 ml Johanniskrautöl oder Olivenöl
- 1 Tropfen Lavendel fein
- 1 Tropfen Orange
- 1 Tropfen Benzoe Extrakt

Menschen mit Atemnot leiden häufig noch unter Schmerzen im Schulter-Nacken-Bereich. Da sie sich extrem anspannen, kommt es zu starken Verspannungen. Tägliche Einreibungen mit krampflösenden, entspannenden und wärmenden Ölmischungen können diese Symptome lindern.

Entkrampfende Einreibung für Schulter und Nacken

- 1 Esslöffel Johanniskrautöl oder Olivenöl
- 2 Tropfen Cajeput
- 2 Tropfen Majoran
- 2 Tropfen Lavendel fein

Viele Patienten haben vor der Situation „keine Luft zu bekommen" große Angst, selbst wenn unmittelbar keine Gefahr besteht. Diese Ängste fördern zusätzliche Anspannungen und wirken sich negativ auf das Allgemeinbefinden aus. Viele ätherische Öle wirken angstlösend und psychisch entspannend und können bereits durch das Riechen daran schon für Entspannung sorgen.

Ölkompresse

- 10 ml Johanniskrautöl oder Olivenöl
- 1 Tropfen Melisse oder Lavendel fein

Die Kompresse auf den Brustkorb legen.

Körperöl für ängstliche Patienten

- 50 ml Mandelöl
- 2 Tropfen Kamille römisch
- 4 Tropfen Mandarine rot
- 2 Tropfen Melisse
- 2 Tropfen Zeder

Sanft den Oberkörper, Arme oder Beine damit einreiben.

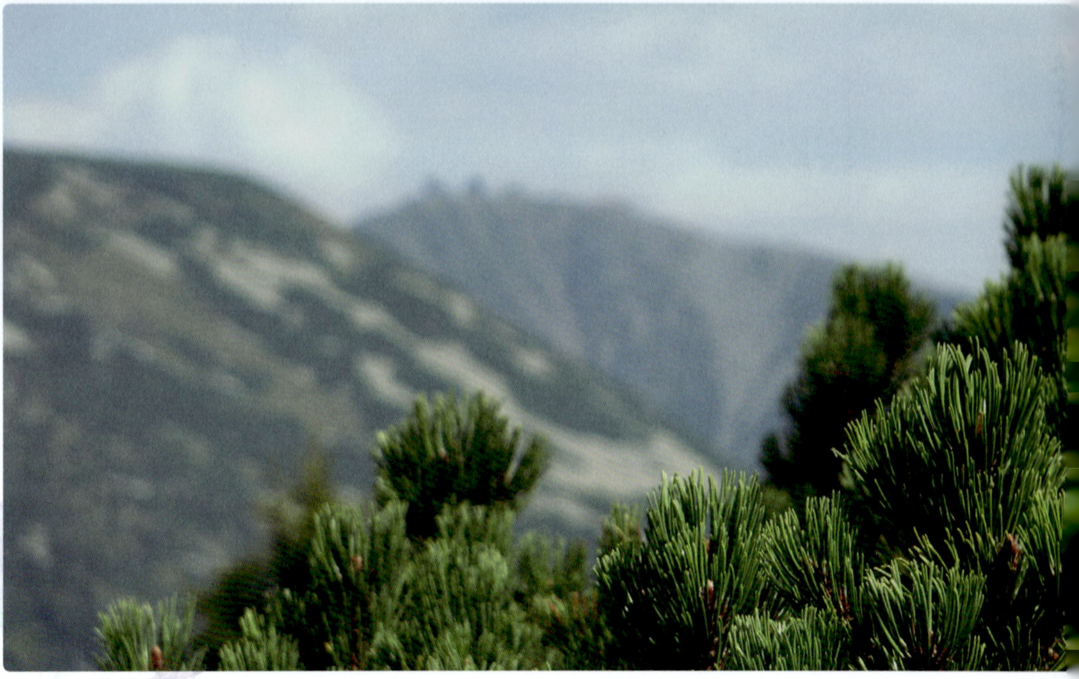

Ätherische Öle und Hydrolate für einen ruhigen und besseren Schlaf

Benzoe Extrakt, Vanilleextrakt, Tonkaextrakt	vermittelt kuschelige Geborgenheit
Bergamotte	wirkt seelisch aufhellend und dennoch beruhigend
Fenchel süss	zur Ruhe kommen, wenn der Tag sehr hektisch war
Kamille römisch	beruhigend, vor allem bei Reizüberflutung
Lavendel fein	entspannend und beruhigend; nicht bei Gedankenkreisen und Unerledigtem!
Majoran	bei seelischer Verkrampfung und Anspannung
Mandarine rot	stimmungsaufhellend und beruhigend
Melisse	bei aufgeregtem Herzklopfen und Traurigkeit
Orange	seelisch belebend und dennoch beruhigend
Rosengeranie	lässt uns durch die "rosa" Brille schauen und beruhigt
Sandelholz	sehr beruhigend und angstmindernd
Zeder	stabilisierend und aufbauend, wenn der Boden unter den Füßen fehlt
Zirbelkiefer	wirkt ausgleichend und hilft Situationen auszuhalten

Hydrolate	
Rosen-Hydrolat Lavendel-Hydrolat Neroli-Hydrolat Melissen-Hydrolat	Alle Hydrolate können als Kissen-, Körper- oder Raumspray verwendet werden

Schlafstörungen

Rund 30 % der Bevölkerung sind von Schlafstörungen betroffen und leiden unter Ein- und/oder Durchschlafstörungen. Ursachen für Schlafstörungen können neben Krankheiten wie Parkinson, MS, Demenz usw. unter anderem auch die Schlafumgebung, Stress oder psychische Belastungen sein. Bei vielen Schlafstörungen liegen mehrere dieser Ursachen gleichzeitig vor. Manchmal verliert die auslösende Ursache im Laufe der Zeit an Bedeutung oder verschwindet völlig. Die Schlafstörung jedoch bleibt, weil sie sich verselbständigt hat. So kann es sein, dass die Angst vor einer schlaflosen Nacht die Schlafstörung weiter verstärkt.

Schlafstörungen können also zu einer wahren Belastung für Betroffene werden, ihr Leben maßgeblich beeinflussen und die Lebensqualität stark mindern. Deshalb sollten Schlafstörungen in jedem Fall diagnostisch abgeklärt werden.

Ätherische Öle wirken beruhigend, entspannend, angstlösend und damit auch schlaffördernd. Ätherisches Lavendelöl ist in diesem Zusammenhang gut erforscht. Seine sedierende (beruhigende) Wirkung konnte in vielen Studien und Untersuchungen nachgewiesen werden. Auch andere ätherische Öle können die Schlafqualität durch ihre beruhigenden und angstlösenden Eigenschaften positiv beeinflussen. Ein weiteres Argument, auf schlaffördernde und beruhigende ätherische Öle zurückzugreifen, ist deren gute und nebenwirkungsfreie Verträglichkeit.

Bei der Auswahl ätherischer Öle zur Unterstützung besseren Schlafes sollte auch das Allgemeinbefinden berücksichtigt werden. Grundsätzlich kann jedes ätherische Öl hilfreich sein, das für den Menschen im Moment als wohltuend empfunden wird.

Einschlafritual

Rituale am Abend wie Fuß- und Handbäder, Ölauflagen oder Handwickel können das Ein- und Durchschlafen erleichtern. Rituale vermitteln Sicherheit. Sie bieten Gelegenheit, über die Ereignisse des Tages, eventuell des kommenden Tages nachzudenken, um sie nicht „mit ins Bett zu nehmen" und nachts darüber zu grübeln.

Warme Vanillemilch

- 1 Tasse warme Milch
- 1 TL Honig
- 1–2 Tropfen Vanilleextrakt (Aromaküche)

» Vermischen Sie den Vanilleextrakt mit dem Honig und rühren sie alles in die warme Milch ein. Besonders lecker schmeckt es, wenn Sie die Milch aufschäumen. Diese warme, süße Milch macht satt, entspannt und hilft zur Ruhe zu kommen. Das Vanillearoma verstärkt die entspannende Wirkung und vermittelt ein Gefühl von Geborgenheit.

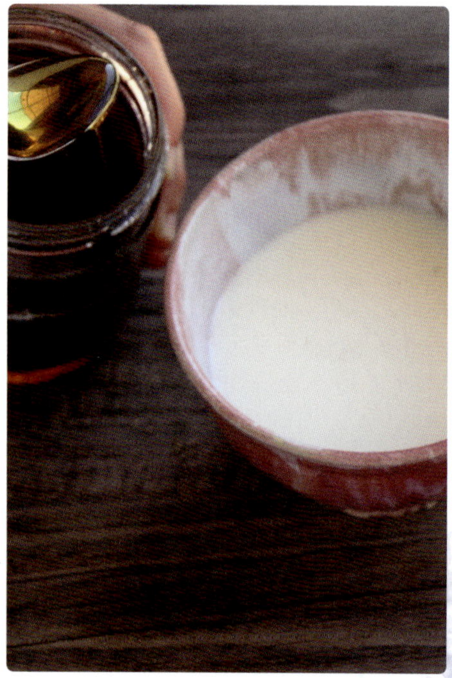

Beruhigende Waschung

Beruhigende Waschungen können selbstverständlich auch am Abend durchgeführt werden. Siehe auch Kapitel „Waschung" auf Seite 39.

Fuß- oder Handbad

Duftende warme Fuß- oder Handbäder wirken wohltuend und entspannend, wenn das verwendete ätherische Öl im warmen Wasser verdampft und der Duft eingeatmet wird.

Badesalz-Vorratsmischung „Träum schön"

- 250 g Salz oder Meersalz
- 10 Tropfen Benzoe Extrakt, Tonkaextrakt oder Vanilleextrakt
- 10 Tropfen Rosengeranie
- 10 Tropfen Orange

Ätherische Öle mit dem Salz vermischen.

» Pro Fuß- oder Handbad 1 EL der Mischung dem Wasser zugeben

- » 2 EL Jojobaöl über die Salzmischung geben; wirkt zusätzlich pflegend und rückfettend.
- » Die Mischung ist ca. 8 Wochen haltbar.

Ich liebe Handbäder, weil sie unkompliziert zu machen sind, die Hände pflegen und die „duftenden Hände" in der Nacht der Nase näher sind als die Füße. Außerdem wirken sie, meiner Erfahrung nach, bei Unruhe und Schlafstörungen ebenso spürbar wie Fußbäder.

Murmelfußbad

Das Murmelfußbad ist eine entspannende und gleichzeitig sehr wohltuende Variante zum herkömmlichen Fußbad. Dafür gibt man in eine Schüssel mit warmem Wasser zwei Hände Glasmurmeln und das Fußbadesalz. Die Füße können nun über die Murmel rollen. Das stimuliert die Reflexzonen der Füße und trägt zu Entspannung und Wohlbefinden bei.

Fußbadesalz „Relax"

- 1 EL Salz oder Sahne
- 1 Tropfen Lavendel fein
- 1 Tropfen Orange
- 1 Tropfen Rosengeranie

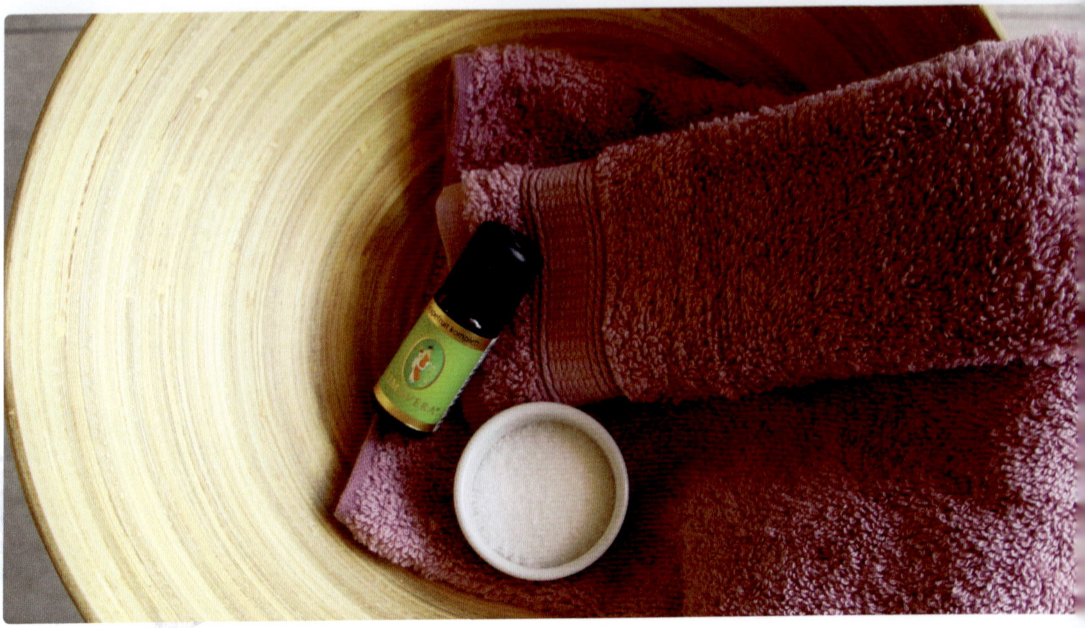

Einschlafhilfen

Handwickel

Dieser Handwickel wird eigentlich gar nicht gewickelt. Die Hände werden in zwei vorgewärmte Waschhandschuhe gesteckt. Dadurch können die Hände jederzeit „befreit" werden. Auf die Waschhandschuhe kann ein Tropfen ätherisches Öl gegeben werden. Lavendel fein, Rosengeranie, Benzoe Extrakt, Mandarine, Orange, Zirbelkiefer oder Melisse sind dafür bestens geeignet.

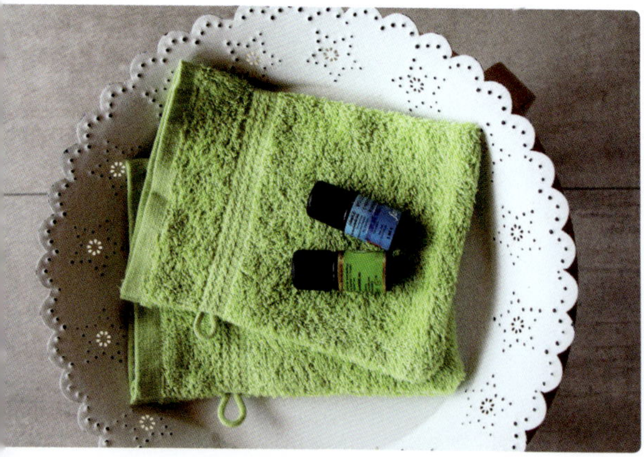

Ölkompresse

Ölkompressen werden – wie im Kapitel „Ölkompressen" auf Seite 41 beschrieben – auf den Brustkorb oder den Solarplexus (etwa auf Höhe des Magens) gelegt. Am Abend wärme ich die Ölkompressen zwischen zwei Wärmflaschen an, da die Wärme zusätzlich die entspannende Wirkung unterstützt.

Ölkompresse „Abendruhe"

- 1 EL Mandelöl oder Johanniskrautöl
- 1 Tropfen Majoran
- 1 Tropfen Mandarine rot
- 1 Tropfen Benzoe Extrakt

Warme Nackenrolle

Die warme Nackenrolle ist eine schnelle, einfache und wohltuende Einschlafhilfe. Man benötigt ein weiches Handtuch, das auf dem Heizkörper oder zwischen zwei Wärmflaschen aufgewärmt wird.
Auf das Handtuch wird das ätherische Öl gegeben, dann der Länge nach gerollt und unter den Nacken gelegt.

„Dufte Rolle"

- 1 Tropfen Mandarine rot
- 1 Tropfen Kamille römisch
- 1 Tropfen Zeder

Duftflecken

Duftflecken finden nicht nur bei Schlaflosigkeit Anwendung, sondern auch bei Angst, Unruhe, Traurigkeit und vielem mehr.
Wie im Kapitel „Duftkompressen" beschrieben, wird ein Tropfen ätherisches Öl auf ein Küchentuch, Baumwollläppchen oder eine Kompresse gegeben und in Kopfnähe oder auf die Brust gelegt.
Lassen Sie die betreffende Person möglichst ihren Lieblingsduft auswählen.

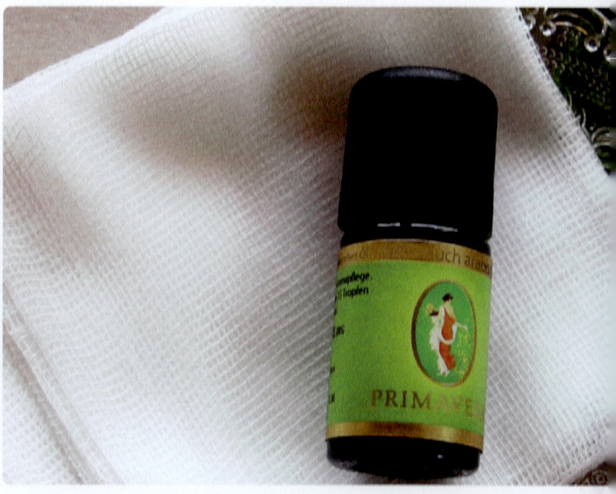

Raumbeduftung

Eine Viertelstunde vor dem Zubettgehen wird das Schlafzimmer gut durchgelüftet und dann ein Raumspray versprüht. Eine Duftlampe bzw. elektrische Duftlampe ist auch möglich.

Raumbeduftung

Variante 1

- 1 Tropfen Lavendel fein oder Majoran
- 3 Tropfen Orange
- 1 Tropfen Melisse

Variante 2

- 1 Tropfen Fenchel
- 3 Tropfen Mandarine rot
- 1 Tropfen Benzoe Extrakt

Raumspray „Gute Nacht"

- 30 ml Lavendel-Hydrolat
- 20 ml Wodka oder Weizenkorn
- 10 Tropfen Mandarine rot
- 10 Tropfen Orange
- 5 Tropfen Kamille römisch
- 5 Tropfen Lavendel fein oder Rosengeranie

» Vor jeder Anwendung gut schütteln

Ätherische Öle und Hydrolate bei Ängsten und Unruhe

Benzoe Extrakt, Tonkaextrakt, Vanilleextrakt	einhüllend, beruhigend, vermittelt Schutz und Geborgenheit
Bergamotte	beruhigend, stimmungsaufhellend, seelisch entkrampfend
Kamille römisch	angstlösend, stark beruhigend und entspannend
Lavendel fein	beruhigend und angstlösend
Mandarine rot	stimmungsaufhellend, entspannend, beruhigend
Melisse	stark angstlösend, beruhigend
Neroli	bei Schock auch als Notfallöl (aromatische Rescue Tropfen)
Orange oder Blutorange	stimmungshebend, sehr beruhigend
Rosengeranie	seelisch ausgleichend, entspannend, beruhigend
Weihrauch	bei Nervosität, vertieft die Atmung und verlangsamt den Atemrhythmus
Zeder	stärkend, Mut machend, angstmindernd, beruhigend

Hydrolate

Lavendel-Hydrolat	entspannt und hilft abzuschalten
Orangenblüten-Hydrolat	angst- und schocklösend, seelisch aufhellend
Rosen-Hydrolat	beruhigt die Nerven, entspannt die Seele

Angst & Unruhe

Pflegebedürftige, demente und schwerkranke Patienten empfinden oft Angst und sind sehr unruhig. Häufig können sie sich nicht einmal mitteilen und ihre Gefühle verbal zum Ausdruck bringen. Sie ziehen sich in ihre Gedankenwelt zurück.

Der Begriff Angst ist verwandt mit dem lateinischen Wort *angustia*, was soviel wie „Enge, Beengung, Bedrängnis" bedeutet. Angst beengt und bedrängt Betroffene.

Der direkte Zugang der Duftmoleküle der ätherischen Öle zum limbischen System bringt Botenstoffe wie Serotonin, Endorphin oder Adrenalin zur Ausschüttung. Diese haben unmittelbaren Einfluss auf unsere Emotionen. Deshalb kann bei Ängsten und Unruhe der Einsatz ätherischer Öle sehr hilfreich sein.

Wählen Sie ein Öl aus der linksseitigen Tabelle aus und geben Sie davon 1–2 Tropfen auf eine Duftkompresse. Legen Sie diese in Kopfnähe des Patienten.

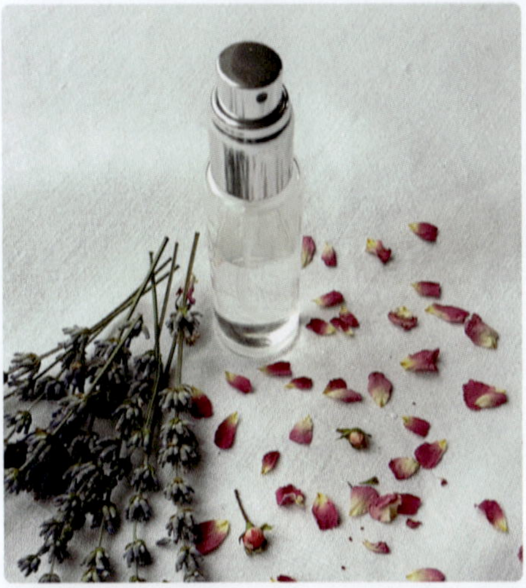

TIPP

SOS-Spray bei Ängsten und starker Unruhe

- 20 ml Lavendel-Hydrolat
- 20 ml Orangenblüten-Hydrolat
- 10 ml Rosen-Hydrolat

» geben Sie die Hydrolate in eine Sprühflasche und sprühen Sie damit auf Puls, Dekolleté oder auf das Kopfkissen.

Raumbeduftung

Duftlampe / Diffuser

- 2 Esslöffel Rosen-Hydrolat
- 1 Tropfen Kamille römisch
- 3 Tropfen Mandarine rot

» Jeweils einen Teelöffel der Mischung für die Duftlampe verwenden.

Tipp

Hydrolate von Lavendel, Orangenblüten oder Rosen können bei Bedarf als Körperspray verwendet und direkt auf die Haut, z. B. auf Puls oder Dekolleté gesprüht werden.

Raumspray „Seelenwohl“

- 30 ml Orangenblüten-Hydrolat
- 20 ml Rosen-Hydrolat
- 3 Tropfen Kamille römisch
- 3 Tropfen Orange
- 2 Tropfen Bergamotte
- 2 Tropfen Rosengeranie
- 5 Tropfen Zitrone

» Das Raumspray kann auch auf ein Kompressentuch gesprüht und in Kopf- bzw. Nasennähe gelegt werden.

» Vor jeder Anwendung gut schütteln.

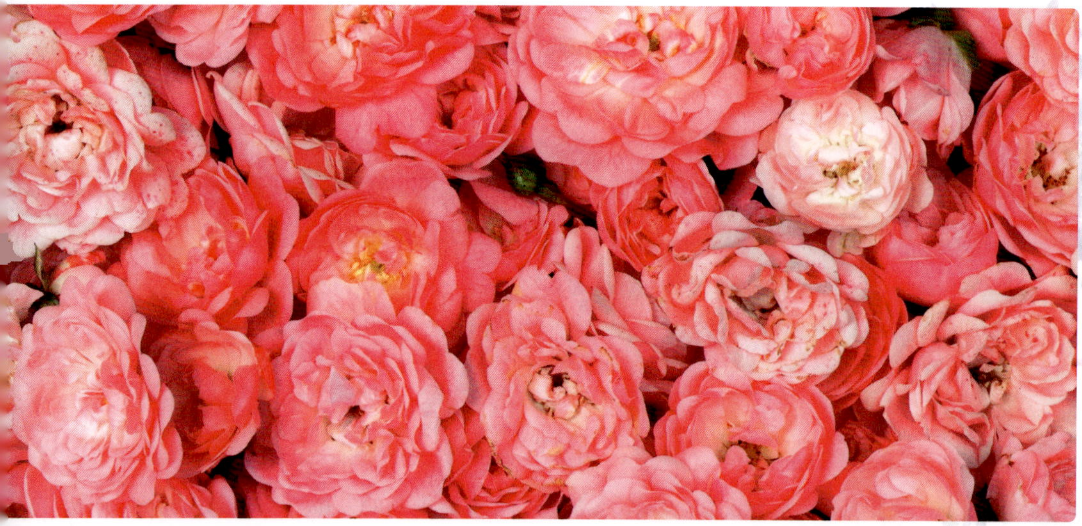

Körper- und Massageöl

Gegen Angst und Unruhe

- 50 ml Mandelöl
- 2 Tropfen Lavendel fein
- 2 Tropfen Vanilleextrakt
- 4 Tropfen Mandarine rot
- 2 Tropfen Zeder

Duftkompressen

1 bis 2 Tropfen Lavendel, Mandarine rot, Rosengeranie, Zeder, Weihrauch, Melisse, Orange oder Kamille römisch auf ein Kompressentuch geben und in Kopfnähe oder auf den Brustkorb legen.

Salbenkompressen

Mit der *Aurum/Lavandula comp. Creme* von Weleda habe ich gute Erfahrungen bei ängstlichen und unruhigen Patienten gemacht. Auch Patienten die von aufgeregtem Herzklopfen geplagt sind, profitieren von der Salbenauflage. Die Creme kann in Apotheken gekauft werden.

So geht´s:
Auf eine 10 x 10 cm große Kompresse oder ein Baumwollläppchen gibt man eine erbsengroße Menge der Salbe, verstreicht sie dünn mit einem Holz- oder Plastiklöffel über das ganze Kompressentuch und legt es auf die Herzgegend auf.

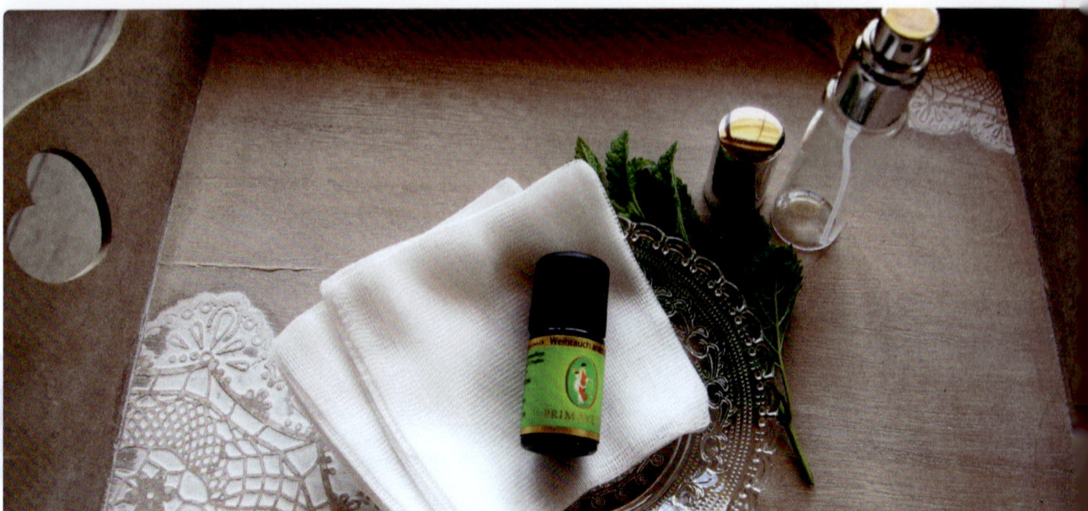

Unruhige Beine (Restless Legs)

Mehrere 100.000 Menschen in Deutschland leiden unter unruhigen Beinen. Die Beschwerden treten meistens dann auf, wenn man am Abend zur Ruhe kommt. Betroffene verspüren in den Beinen ein Ziehen, Kribbeln bis hin zu Schmerzen. Erst durch Bewegung gehen die Beschwerden zurück.
Durch den Drang nach Bewegung leiden die Patienten unter Schlaflosigkeit und Schlafmangel.

Fuß- und Beinöl „Silence"

- 50 ml Johanniskrautöl
- 5 Tropfen Immortelle
- 5 Tropfen Majoran
- 5 Tropfen Lavendel fein
- 5 Tropfen Rosengeranie

Mit etwa einem Teelöffel der Mischung werden die Unterschenkel und Füße ca. ½ Stunde vor dem Zubettgehen eingerieben.

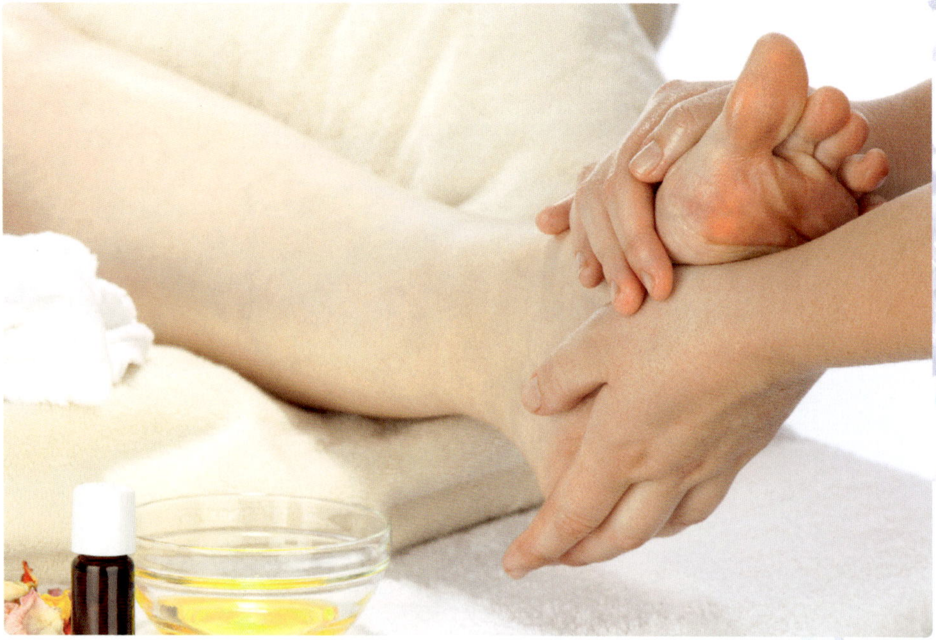

Mundpflege

Mundpflege zählt in der Pflege zu den wichtigsten pflegerischen Handlungen, wenn Patienten nicht mehr genügend trinken, meist durch den Mund atmen und keine Nahrung mehr zu sich nehmen. Oft bilden sich dann Beläge und Borken. Es kommt zu Mundgeruch. Manchmal entwickeln sich auch Infektionen infolge von Chemo- oder Radiotherapie, und der Patient leidet unter starken Schmerzen.

Mundpflege ist Geschmackssache. Sie ist die sensibelste Pflege überhaupt, die von persönlichen Geschmackserlebnissen, Vorlieben und Abneigungen besonders abhängig ist.

Deshalb sollte unbedingt der persönliche Geschmack der Patienten berücksichtigt werden. Andernfalls kann es zu Abwehrreaktionen oder gar Verweigerung der Mundpflege kommen. Eine große Auswahl an Pflanzenölen stehen zur Verfügung: Oliven-, Sesam- oder Sonnenblumenöl, sowie Kokosfett oder auf Wunsch auch Butter und Honig. Sie können mit oder ohne ätherische Öle verwendet werden.

Da der Mund als „intime Zone" empfunden wird, muss man besonders behutsam bei der Mundpflege vorgehen. Nicht selten gestaltet sie sich als schwierig. Der Patient lehnt sie ab, kneift den Mund zusammen oder dreht den Kopf weg. Machen Sie die Mundpflege „schmackhaft", indem Sie dem Patienten anfangs erst einmal nur die Lippen mit einem aromatisierten Wasser, Honig oder Pflanzenöl befeuchten. Sie merken schnell, ob das dem Geschmack des Patienten entspricht. Vielleicht werden die Lippen abgeleckt oder der Mund öffnet sich, und Sie können mit der Mundpflege behutsam beginnen. Am besten notieren Sie sich alle „Geschmacksrichtungen", die als gut befunden wurden. So können Sie nach einiger Zeit auch Abwechslung in die Mundpflege bringen.

Tipp

Bei sehr angespannter Gesichts- und Kiefermuskulatur können leichte Gesichtsmassagen mit 1 Teelöffel Mandelöl durchgeführt werden. Dadurch kann sich die Muskulatur entspannen und die Mundpflege einfacher werden. 1 Tropfen Rosengeranie oder Ylang-Ylang verstärken die entspannende Wirkung.

Info

Im Vergleich zum Rücken befindet sich im Mund mehr als das Hundertfache an Tastkörperchen.

Befeuchtung der Mundschleimhaut

Bei trockenem Mund, etwa durch Mundatmung, ist bei der Mundpflege das Ziel, die Mundschleimhaut zu befeuchten und den Speichelfluss anzuregen. Dies sollte optimalerweise mindestens einmal stündlich gemacht werden.

Anregungen aus dem Bereich der Aromapflege:

- Aufstellen einer Aromalampe mit Zitrusölen
- Mineralwasser mit Orangenöl oder Zitronenöl (Aromaküche)
- Olivenöl, Kokosöl oder ein anderes Öl nach Geschmack

Raumbeduftung

- 4 Tropfen Zitrone
- 2 Tropfen Orange

» Die Mischung für Duftlampe, Aromastream oder Aromavernebler verwenden.

INFO

Ätherische Zitrusöle enthalten keine Säure, daher brennen Sie nicht auf der Mundschleimhaut, im Gegensatz zu Zitronensaft.

Aroma-Mundpflegewasser

- 100 ml Mineralwasser
- 1 Tropfen Zitrone oder Orange (Aromaküche)

» Dieses Mundpflegewasser ist mild, trocknet die Schleimhäute nicht aus, schmeckt nicht scharf, sondern angenehm, beugt Entzündungen vor, ist hilfreich bei Mundgeruch und Aphten.

» Mit dieser Mischung können die Lippen und die Mundschleimhaut befeuchtet werden. Auch Schlucken ist erlaubt, wenn der Patient dazu in der Lage ist.

Mundschleimhautentzündung und Aphten

Als eines der wirkungsvollsten komplementären Aromapflegeangebote gilt das Sanddornfruchtfleischöl. Speziell bei der sogenannten Mukositis (Entzündung der Mundschleimhaut) wird dieses Pflanzenöl mit gutem Erfolg angewendet.

Akute Entzündungen der Mundschleimhaut

5 Tropfen Sanddornfruchtfleischöl mehrmals täglich im Mund oder auf die betroffenen Stellen verteilen

Vorbeugende Mischung

- 10 ml Sanddornfruchtfleischöl
- 40 ml Olivenöl oder Kokosöl

Vermischen und 1 x täglich die Mundschleimhaut mit ½ Teelöffel Öl pflegen

Kräutertee, gesüßt mit Birkenzucker (Xylit), kann zwischendurch schluckweise getrunken oder als Mundpflege verwendet werden. Xylit kühlt die empfindliche Mundschleimhaut, fördert die Speichelbildung und beugt Karies vor, da es den pH-Wert im Mund erhöht, was Karies-Bakterien nicht behagt. Dadurch wird vermieden, dass sie sich an die Zähne haften und sich Plaque bildet.
Sie erhalten Xylit mittlerweile in fast allen Supermärkten.

INFO

Achten Sie beim Kauf von Sanddornfruchtfleischöl auf die genaue Bezeichnung, denn auf dem Markt gibt es auch Sanddornöl oder Sanddornkernöl. Sie sind zwar viel preiswerter, haben aber eine andere Wirkung!

Mundpflege, die schmeckt

- 2 Esslöffel Xylit
- 1 Tropfen ZITRONE oder ORANGE

Xylit in ein kleines Gefäß mit Deckel geben, zum Beispiel in einen Medibecher (Bezugsadresse siehe Anhang), das ätherische Öl dazu geben, Deckel verschließen und gut schütteln. Diese Mischung darf, wie die berühmte Brause von früher, hin und wieder „geschleckt" werden.

TIPP

Schneiden Sie eine Zitrone in zwei Hälften und legen diese in die Nähe des Patienten. Anblick und Duft der aufgeschnittenen Zitrone können den Speichelfluss anregen.

Pilzbefall

Pilzbefall im Mund

- 50 ml Sonnenblumenöl oder Kokosfett (geschmolzen)
- 4 Tropfen Teebaum
- 2 Tropfen Pfefferminze
- 2 Tropfen Zitrone
- 2 Tropfen Manuka

» Damit die Mischung möglichst hygienisch bleibt, vor jeder Anwendung etwas davon in ein kleines Glasschüsselchen geben. Mit einem Wattestäbchen den Mundraum vorsichtig damit betupfen.

Tipp

Bei einer Soorinfektion im Mundbereich kann *Bombastus-Mundwasser* in der Apotheke gekauft werden.

Wenn die Zahnprothese drückt

Drückende Zahnprothesen führen oft zu Entzündungen des Zahnfleisches, diese Stellen sind äußerst schmerzempfindlich und erschweren die Nahrungsaufnahme zusätzlich.
½ Teelöffel Sanddornfruchtfleischöl einspeicheln und mit der Zunge im Mund verteilen – wirkt entzündungshemmend und wundheilend.

Borkenbildung und Beläge auf der Mundschleimhaut

Borken und Beläge bilden sich häufig als Folge von Mundatmung, Flüssigkeitsmangel, trockener Raumluft und bei Entzündungen der Mundschleimhaut.
Mit kaltgepressten Pflanzenölen und ätherischen Ölen kann man die Mundschleimhaut pflegen und Infektionen vorbeugen.

- Pflanzenöl nach Geschmack: Hat der Patient gerne mediterran gegessen, nimmt man Olivenöl; hat er gerne asiatisch gegessen, könnte Sesamöl die richtige Wahl sein usw.
- Zitronenbutter, Orangenbutter, Kräuterbutter usw.

Um sehr hartnäckige Borken und Beläge zu lösen, kann Rosenhonig angewendet werden. Er wird auf die Mundschleimhaut aufgetragen und sollte kurze Zeit einwirken. Danach lassen sich die Borken meist recht unproblematisch lösen.
Diese Mischung wirkt entzündungshemmend, schleimhautregenerierend, antibakteriell und antimykotisch.

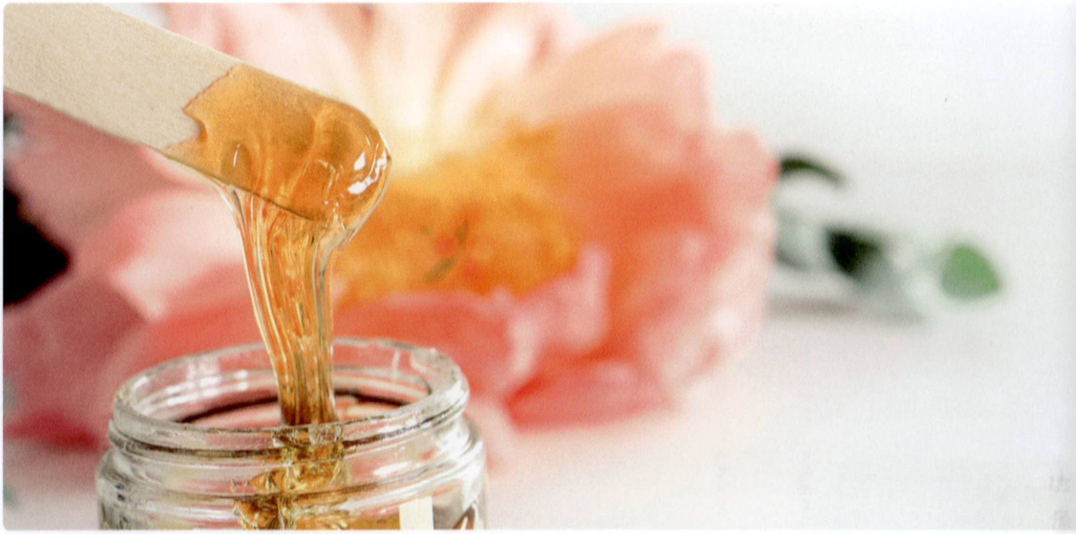

Rosenhonig

- 50 g Honig (nicht zu fest)
- 1 EL Rosen-Hydrolat (ohne Alkohol)

» Diese Mischung fördert den Speichelfluss, desodoriert und wirkt bakteriostatisch.

! Hinweis: Die Mischung sollte jeden Tag frisch zubereitet werden.

Zitronenbutter

- 1 Esslöffel Butter
- 1 Tropfen Zitrone oder Orange (Aromaküche)

Weiche Butter mit ätherischem Öl gut verrühren.

! Hinweis: Die Mischung sollte jeden Tag frisch zubereitet werden.

Tipp

Einen halben Becher Sahne mit einem Tropfen Orangen-, Zitronen- oder Limettenöl (Aromaküche) aufschlagen. Die Sahne kann auch teelöffelweise zum Lutschen eingefroren werden. Schmeckt gut und hinterlässt einen leichten Fettfilm auf der Mundschleimhaut und den Lippen.

Lippenpflege

Durch mangelnde Flüssigkeitsaufnahme und trockene Raumluft werden die Lippen spröde und rissig.
Hier sollte auf Pflegestifte oder Cremes verzichtet werden, die hauptsächlich aus hohem Wasseranteil und Paraffinen bestehen. Diese können die Lippen noch mehr austrocknen. Gut geeignet sind Pflegebalsame aus Sheabutter, Kakaobutter und Kokosfett.

Lippenpflegebalsam

- 25 g Sheabutter
- 25 ml Olivenöl
- 2 Tropfen Mandarine rot
- 3 Tropfen Benzoe Extrakt

Die Sheabutter im Wasserbad bei max. 37° C schmelzen, dann das Olivenöl und die ätherischen Öle unterrühren und abkühlen lassen.

» Verwenden Sie zum Entnehmen des Lippenbalsams immer einen sauberen Löffel oder Spatel, damit sich keine Keime darin bilden.

» Alternativ kann auch pures Kokosöl verwendet werden.

Mundgeruch

Unangenehmer Mundgeruch entsteht meist als Folge von zu wenig trinken und verminderter Nahrungsaufnahme, auch aufgrund von Tumoren in Mund- und Rachenraum, Erkrankungen des Magen-Darm-Traktes und vielem mehr. Betroffenen ist das sehr unangenehm, sie schämen sich vor Angehörigen und Pflegenden.

Aroma-Mundwasser

- 100 ml Mineralwasser
- 1 Tropfen Zitrone (Aromaküche)
- 1 Tropfen Pfefferminze (Aromaküche)

» Zum Befeuchten der Mundschleimhaut.

» In eine Sprühflasche füllen, vor jeder Anwendung kräftig schütteln und vorsichtig in den Mund sprühen. Oder ½ Teelöffel der Mischung in ein Glas Wasser geben und schluckweise bei Bedarf trinken oder die Mundschleimhaut damit vorsichtig betupfen.

! Hinweis: Diese Mischung ist maximal 2 Tage gekühlt haltbar.

Mundpflegeöl

- 50 ml Pflanzenöl nach Wahl
- 1 Tropfen Pfefferminze
- 1 Tropfen Fenchel
- 2 Tropfen Zitrone oder 3 Tropfen Limette
- 1 Tropfen Manuka

Schluckstörungen

Mundpflegemischungen mit Pfefferminzöl können bei Menschen mit Schluckstörungen (Dysphagie) den Schluckreflex verbessern. Dadurch kann die Nahrungsaufnahme erleichtert und das Verschlucken gemindert werden.

Mundpflegeöl bei Schluckstörungen

- 50 ml kaltgepresstes Sonnenblumenöl oder Olivenöl
- 5 Tropfen Pfefferminze

» Füllen Sie für den Gebrauch von dieser Mischung 5 ml in ein separates Schälchen und betupfen die Mundschleimhaut damit vorsichtig

Mundpflegewasser bei Schluckstörungen

- 100 ml Pfefferminz-Hydrolat
- 15 Tropfen Pfefferminze
- 5 Tropfen Zitrone

» Nehmen Sie einen Teelöffel der Mischung auf ein halbes Glas Wasser. Die Mischung kann gegurgelt und ausgespuckt, als Mundspray oder zum Betupfen der Mundschleimhaut verwendet werden.

! Hinweis: Die verdünnte Mischung ist maximal einen Tag haltbar.

Info

Mundspülungen oder Mundsprays dürfen nur bei Patienten mit vollem Bewusstsein und funktionstüchtigem Hustenreflex durchgeführt werden.

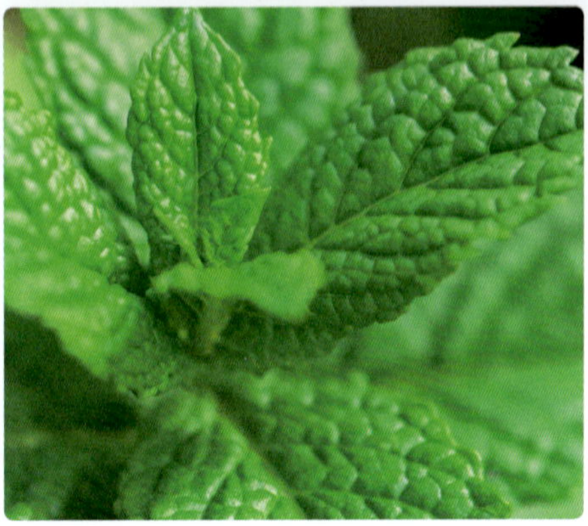

Heilpflanzentees für die Mundpflege

Auch die Anwendung von Heilpflanzentees ist bei der Mundpflege erlaubt. Für die Zubereitung der Tees sollten einige Dinge beachtet werden:

- ✓ Kaufen Sie nur Tees in Bio Qualität.
- ✓ Bereiten Sie den Tee immer frisch zu.
- ✓ Zubereitete Tees dürfen maximal 24 Stunden im Kühlschrank aufbewahrt werden.
- ✓ Nach dem Aufwärmen dürfen Reste nicht mehr benutzt werden.

Folgende Heilpflanzentees können zur Mundpflege angewendet werden:

- Kamillentee
- Pfefferminztee
- Melissentee
- Salbeitee
- Thymiantee

Zubereitung: Ca. 1 gestrichenen Teelöffel losen Tee mit 150 ml heißem, nicht mehr kochendem Wasser übergießen, ca. 7 Minuten ziehen lassen und abdecken. Der Tee kann nun abgekühlt für die Mundpflege verwendet werden.

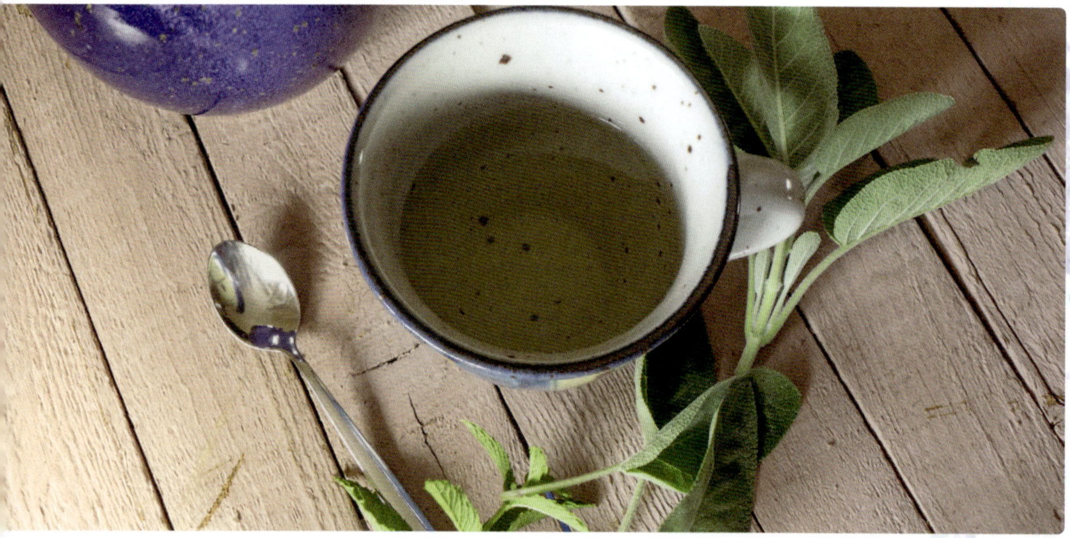

Erkrankungen der Harnwege und Harnblase

Viele Menschen wissen aus eigener Erfahrung, wie schmerzhaft Harnwegsinfekte sein können. Frauen sind aufgrund der anatomischen Gegebenheiten häufiger von Harnwegsinfekten betroffen als Männer. Oft sind die Erreger Keime der Darmflora. Auch Resturin in der Blase kann zu Infekten der Harnwege führen. Manche Patienten haben nach Operationen Probleme mit dem Wasserlassen. Bei leichter und beginnender Blasenentzündung sind Hausmittel eine gute Hilfe. Ätherische Öle unterstützen die Behandlung durch ihre antibakteriellen, entzündungshemmenden, entkrampfenden und schmerzlindernden Eigenschaften.

Blasenauflage

- 1 Esslöffel Olivenöl oder Johanniskrautöl
- 5 Tropfen Cajeput alternativ Eucalyptus globulus
- 5 Tropfen Majoran

» Bei Entzündung der Harnwege und Blase und Schmerzen beim Wasserlassen

» Diese Mischung auf ein ca. 10 x 10 cm großes Baumwolltuch, oder gefaltetes Küchenpapier geben und auf die Blasengegend auflegen. Ein warmes Kirschkernkissen oder eine warme (nicht heiße) Wärmflasche unterstützen den schmerzlindernden und entkrampfenden Effekt der ätherischen Öle.

» Die Blasenauflage wirkt entzündungshemmend, entkrampfend und entstauend. Sie kann zwei bis drei mal täglich angewendet werden. Die Auflage bleibt so lange liegen, wie der Patient es als angenehm empfindet.

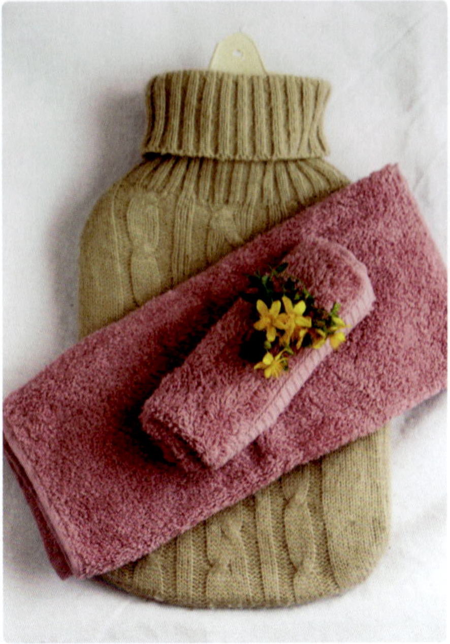

Vaginalpflege

Bei einer Blasenentzündung ist die Vaginalschleimhaut nicht selten empfindlich oder sogar entzündet. Eine gute Hautpflege unterstützt zudem den Heilungsverlauf, beruhigt und pflegt empfindliche Schleimhäute.

Intimpflegeöl

- 30 ml Mandelöl
- 5 Tropfen Sanddornfruchtfleischöl
- 2 Tropfen Rosengeranie
- 2 Tropfen Lavendel fein

» Nach jedem Toilettengang kann die Vaginalschleimhaut mit Rosen-Hydrolat (ohne Alkohol) eingesprüht werden.

Reizblase

Patienten mit Reizblase klagen über ständigen Harndrang und müssen dementsprechend oft, aber nur geringe Mengen Wasser lassen. Da die Reizblase ohne Infektion entsteht, haben Betroffene auch nicht das typische Brennen beim Wasserlassen. Nach der Entfernung eines Blasenkatheters treten solche Symptome häufiger auf.

Auch hier können ätherische Öle entkrampfend wirken und die Lebensqualität positiv beeinflussen.

Reizblasen-Öl

- 50 ml Mandelöl (alternativ Olivenöl)
- 4 Tropfen Bergamotte
- 4 Tropfen Lavendel fein
- 4 Tropfen Cajeput
- 3 Tropfen Majoran

Die ätherischen Öle in das Mandelöl geben und mehrmals täglich die Blasengegend damit einreiben.

Harnverhalt

Harnverhalt zählt zu den sogenannten Blasenentleerungsstörungen. Der Patient hat eine gefüllte Blase, kann aber schwer Wasser lassen. Dies verursacht Schmerzen und /oder ein unangenehmes Druckgefühl. Häufige Ursachen sind eine vergrößerte Prostata beim Mann, Blasensteine und Betäubungsmittel sowie schmerzstillende Medikamente, welche die Blase sozusagen „lähmen".
Um die Muskulatur zu entspannen und das Wasserlassen zu erleichtern, können begleitend entkramp-

fende, entzündungshemmende und schmerzlindernde ätherische Öle verwendet werden.

Ölkompresse bei Harnverhalt

- 1 Esslöffel Olivenöl oder Johanniskrautöl
- 2 Tropfen Lavendel fein
- 5 Tropfen Majoran
- 3 Tropfen Benzoe Extrakt

» Anwendung siehe Blasenauflage bei Entzündungen der Harnwege

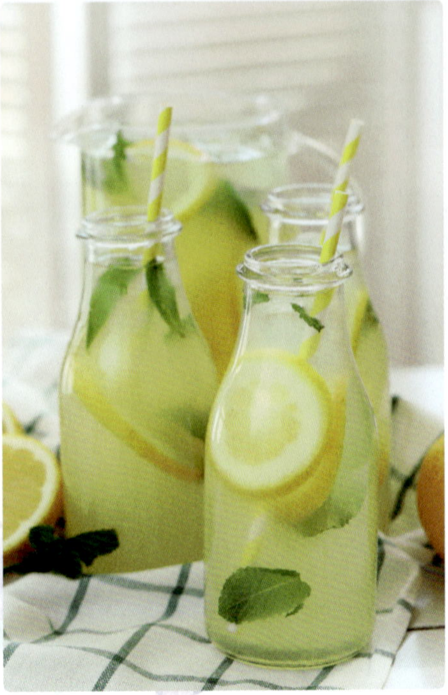

Viel Trinken

Genügend Flüssigkeitszufuhr spielt eine große Rolle und viel trinken ist ein MUSS!
Vielleicht fällt das Trinken leichter, wenn das Wasser mit einem ätherischen Öl aromatisiert wird.
Bezugsquellen für Aromaölen für die Küche finden Sie im Anhang dieses Buches.

- Limette
- Zitrone
- Orange
- Grapefruit
- Capri (Mischung von Vegaroma)

Für (fast) jeden Geschmack ist etwas dabei und Abwechslung ist auch möglich.

So geht´s:
Geben Sie 1–2 Tropfen der oben genannten ätherischen Öle in eine Flasche Mineralwasser. Vor dem Servieren wird die Flasche leicht geschwenkt.

Tipp

Trinken Sie unterstützend einen Blasen- und Nierentee aus der Apotheke. Die Zusammensetzung aus speziellen Heilkräutern unterstützt das Durchspülen der Nieren und Blase. Die Keime werden dadurch besser „ausgeschwemmt“

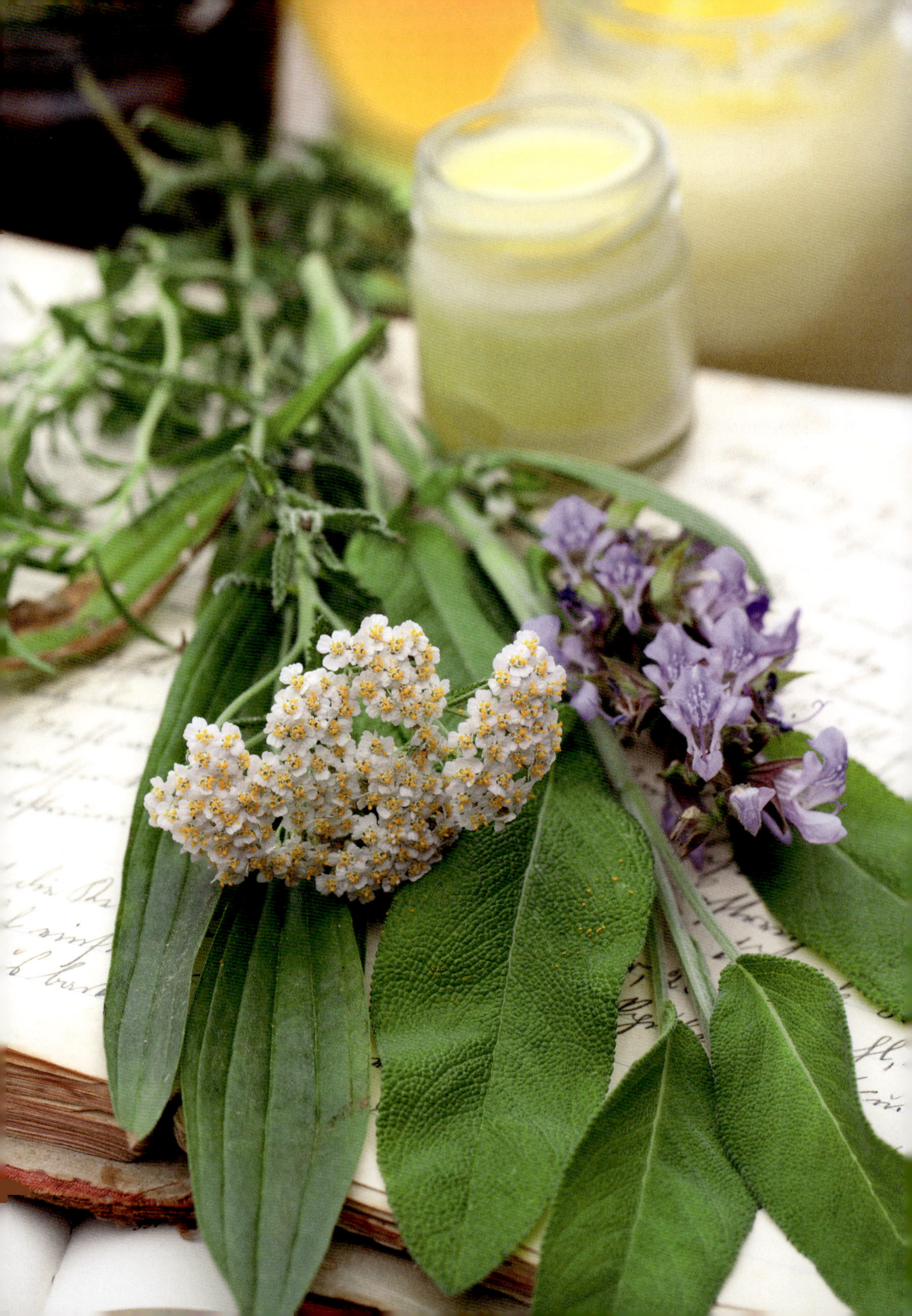

Begleitende Krankheitserscheinungen

Auch ein pflegebedürftiger Mensch ist von Zeit zu Zeit von alltäglichen Krankheiten wie Erkältungserscheinungen, Kopfschmerzen oder Übelkeit betroffen. Das belastet den geschwächten Menschen zusätzlich und kann schon bestehende Krankheitssymptome verstärken.
Für diese allgemeinen Krankheitserscheinungen gibt es eine durchaus gute Auswahl an ätherischen Ölen und Aromapflegeanwendungen die Erleichterung, Linderung oder Besserung versprechen.

INFO

Pfefferminze enthält wie die meisten Minzen einen hohen Anteil Menthol und ist daher für Kinder unter 6 Jahren nicht geeignet! Menthol kann zu dem sogenannten Glottiskrampf führen.

Übelkeit / Erbrechen

Gerade bei Übelkeit können ätherische Öle oft sehr hilfreich eingesetzt werden. An erster Stelle ist hier auf jeden Fall Pfefferminzöl (Mentha piperita) zu erwähnen. Durch seine spasmolytischen Eigenschaften wirkt es antiemetisch (von griechisch anti – gegen, emesis – Erbrechen).
Mentha piperita entspannt und beruhigt die glatte Muskulatur des Magen-Darm-Traktes und ist deshalb auch bei anderen Verdauungsbeschwerden wie Koliken und Durchfall ein gutes Mittel.

Bei Übelkeit können Erwachsene 1 Tropfen (nicht mehr!) auf den Handrücken träufeln und mit der Zunge aufnehmen.
Bezugsquellen von Pfefferminzöl für die Aromaküche finden Sie im Anhang dieses Buches.

Raumbeduftung

- 1 Tropfen Pfefferminze
- 3 Tropfen Zitrone

» Die Mischung für Duftlampe, Aromastream oder Aromavernebler verwenden.

Akupressur bei Übelkeit und Erbrechen

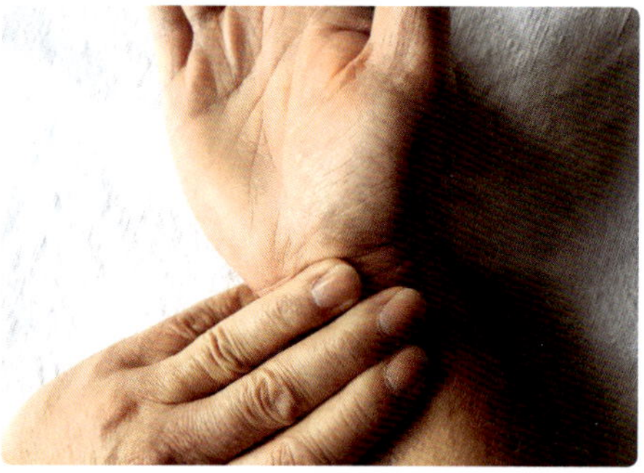

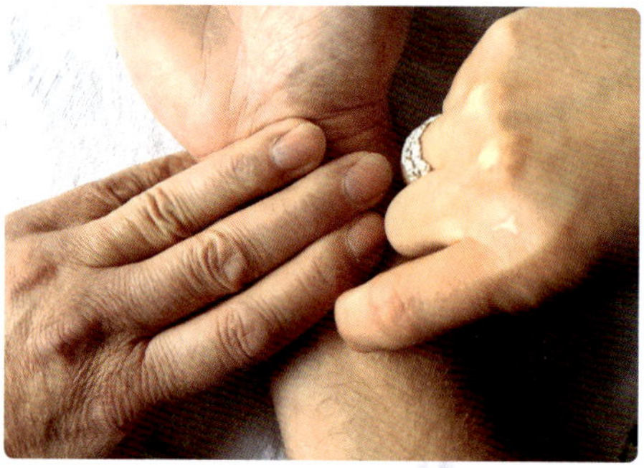

Zusätzlich kann ein einfacher Griff aus der Akupressur schnelle Hilfe bieten. Hierzu wird der Punkt Pe 6 sanft für ca. drei Minuten gedrückt gehalten. Das kann bei Bedarf mehrfach am Tag wiederholt werden.

Pe 6 ist leicht zu lokalisieren. Er liegt drei Finger breit von der inneren Handgelenksfalte entfernt, ziemlich mittig auf der Innenseite des Unterarms zwischen den dort verlaufenden Sehnen. Er wird sanft in die Tiefe gedrückt.

Erkältung

Auch in der häuslichen Pflege passiert es, dass während der Wintermonate allgemeine Erkältungserscheinungen und grippale Infekte die „Runde machen". Man hat das Gefühl, um einen herum schniefen und husten alle. Jeder in der Familie ist gefährdet, insbesondere geschwächte Familienmitglieder.

Um die Ansteckungsgefahr so gering wie möglich zu halten, sollte tagsüber mehrmals Zitronenöl in der Duftlampe, im Aromavernebler oder als Raumspray verwendet werden.

Die 10 wichtigsten ätherische Öle in der Erkältungszeit:

- Benzoe Extrakt
- Cajeput
- Lorbeer
- Lavendel fein
- Majoran
- Pfefferminze
- Ravintsara
- Zeder
- Zirbelkiefer
- Zitrone

Ätherische Öle bei Tumorpatienten

Die Diagnose Krebs ist für die meisten Menschen ein sehr großer Schock, zumal diese Krankheit an Schrecken bis heute nicht verloren hat. Umso wichtiger ist es, den Patienten mit dieser beängstigenden Diagnose wohltuende Anwendungen zukommen zu lassen, sie zu stärken und ihre „Seele zu streicheln".

Neben all den schulmedizinischen Maßnahmen für die Patienten, ist gute komplementäre Pflege und psychotherapeutische Begleitung ebenso wichtig für ihre Genesung.

Die Anwendung ätherischer Öle sollte immer mit dem Gedanken geschehen „etwas Gutes tun zu wollen". Es geht nicht um schulmedizinische Behandlung, sondern um begleitende und wohltuende Unterstützung der betroffenen Person.

Eine ausgewogene Ernährung mit wenig Zucker, aber vielen ungesättigten Fettsäuren, wie wir sie in kaltgepressten Pflanzenölen finden, kann bei der Diagnose Krebs zur Verbesserung der Lebensqualität beitragen.

TIPP

Aktiv-Drink

- Ein Glas Gemüse-/Obstsaft (frischgepresst oder aus dem Bioladen) mit
- 1–2 Teelöffeln kaltgepresstem Pflanzenöl, z. B. Lein- oder Hanföl
- ½ Teelöffel Kurkuma und 1 Tropfen ZITRONE (Aromaküche)

» täglich trinken

» Rezeptur nach der Idee von Ruth von Braunschweig (siehe Literaturverzeichnis)

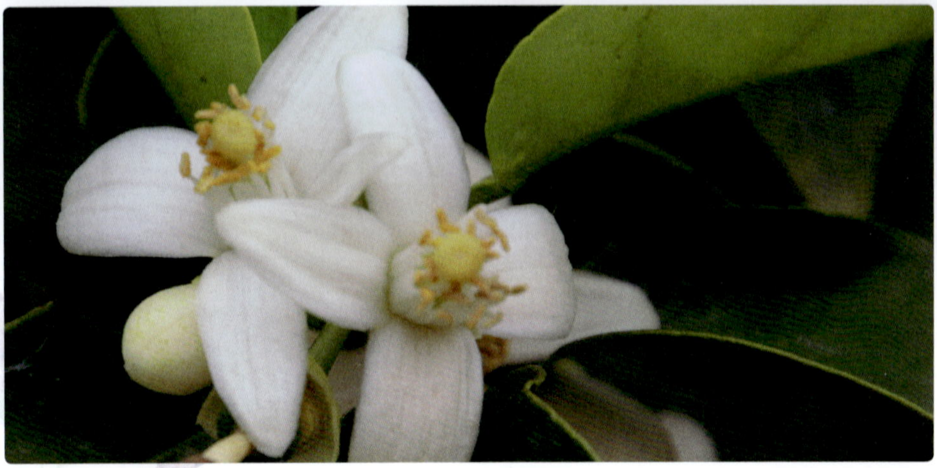

Körperspray „Diagnose Schock"

- 50 ml Orangenblüten-Hydrolat
- 5 Tropfen Orange

Damit das Dekolleté oder die Handinnenflächen einsprühen und einatmen.

Nebenwirkungen der Strahlen- und Chemotherapie

Bei onkologischen Patienten treten häufig Nebenwirkungen durch die Behandlung mit Chemo- und/oder Strahlentherapie auf. Diese Nebenwirkungen belasten die Patienten zusätzlich und vermindern deren Lebensqualität erheblich.
Die meisten Patienten sind für eine zusätzliche Behandlung mit naturheilkundlichen Maßnahmen ohne Nebenwirkungen sehr dankbar. Zudem können sie diese Maßnahmen in den meisten Fällen auch selbständig und selbstbestimmt durchgeführt werden.

Hautpflege bei juckender und trockener Haut

Medikamente, Chemo- und Strahlentherapie können zu Juckreiz, Rötungen und trockener Haut führen. Wichtig ist, dass bei der Auswahl der fetten Pflanzenöle und der ätherischen Öle die Patienten mit dem Geruch einverstanden sind, da ihr Geruchssinn in dieser Zeit besonders sensibel reagiert.
Grundsätzlich können fette Pflanzenöle wie Kokos-, Mandel- oder Olivenöl auch ohne den Zusatz ätherischer Öle für die Hautpflege verwendet werden.

Juckreizstillende Hautpflegemischung

- 50 ml Mandelöl
- 2 Tropfen Pfefferminze
- 4 Tropfen Lavendel fein
- 4 Tropfen Rosengeranie

Hautpflege bei juckender Kopfhaut

Bei Patienten, die durch die Chemotherapie ihre Haare verlieren, ist die Kopfhaut sehr empfindlich. Sie spannt, juckt und ist gerötet.
Halten Sie ein Döschen mit Kokosöl bereit, damit Sie nach jedem Duschen und bei Bedarf die Kopfhaut damit einreiben können. Kokosöl kühlt, spendet Feuchtigkeit und mildert den Juckreiz.

Vorbeugung von Strahlenschäden

Um die zu bestrahlenden Hautpartien auf die bevorstehende Behandlung vorzubereiten, beginnt man ca. zwei Wochen vor der Bestrahlung damit, die betreffenden Hautpartien zu pflegen.

Hautpflege „Strahlenschutz"

- 50 ml Aloe Vera Öl
- 10 Tropfen Sanddornfruchtfleischöl
- 20 Tropfen Niauli

Während des Bestrahlungszeitraums können Sie – nach Rücksprache mit Ihrem Arzt – zur Linderung von Beschwerden Rosen-Hydrolat aufsprühen.

Strahlennachsorge-Öl

- 50 ml Aloe Vera Öl
- 20 Tropfen Sanddornfruchtfleischöl
- 4 Tropfen Pfefferminze
- 6 Tropfen Lavendel fein
- 10 Tropfen Niauli

Diese Mischung kann nach Abschluss der Strahlenbehandlung noch weiter als Hautpflegeöl verwendet werden.

Chemo- und Strahlentherapien zerstören auch die Schleimhäute. Dies führt zu sogenannter Mukositis (Mundschleimhautentzündung) und zu Entzündungen der Schleimhaut in der Speiseröhre. Das beeinträchtigt den Patienten beim Essen und Trinken, da solche Schleimhautdefekte sehr schmerzhaft sein können. Nicht selten müssen diese mit starken Schmerzmitteln behandelt werden. Auch hier kann die Aromatherapie eine sanfte und doch sehr effektive Hilfe sein.
Um die Schädigungen in Mund und Speiseröhre so gering wie möglich zu halten, kann der Patient während der Behandlung mit einer Mischung aus Oliven- und Sanddornfruchtfleischöl seine Schleimhäute schützen. (siehe auch Kapitel Mundpflege)

Tipp

Rosen- oder Lavendel-Hydrolat (alkoholfrei) darf jederzeit zur Linderung von Hautproblemen aufgesprüht werden. Hydrolate spenden Kühle und Feuchtigkeit und lindern Juckreiz und Schmerzen. Sie können Hydrolate auch in kleinen 20 ml Flaschen kaufen und immer bei sich tragen.

Olivenölmischung

„Oranges Wunder“

- 90 ml Olivenöl alternativ Mandel- oder Kokosöl
- 10 ml Sanddornfruchtfleischöl

» Einen Esslöffel der Ölmischung morgens eine halbe Stunde vor dem Frühstück langsam schlucken.

Weitere häufig auftretende Nebenwirkungen der Strahlen- und Chemotherapie sind:

- Ödeme/Lymphödeme
- Empfindungsstörungen in Händen und Füßen (Neuropatien)
- Übelkeit und Erbrechen
- Erschöpfung (Fatigue)

Lymphödem

Lymphödeme treten häufig bei Patienten auf, deren Lymphknoten (teilweise) entfernt wurden oder nach Brustamputationen. Der Lymphfluss gerät ins Stocken, es kommt zu Lymphstau. Dadurch schwillt das Gewebe im Lymphbereich an und bereitet den Patienten häufig starke Schmerzen.
Viele Patienten werden von einem Therapeuten mit Lymphdrainage behandelt. Um diese Maßnahme zu unterstützen und auch selbst etwas tun zu können, wenn es zu Stauungen, Schwellungen und Schmerzen kommt, helfen sanfte Streichungen der betroffenen Körperpartien mit Aromapflegemischungen.
Etliche ätherische Öle wirken lymphflussfördernd, schmerzlindernd und entstauend.

Ödemmischung

„Im Fluss sein“

- 50 ml Mandelöl
- 2 Tropfen Zeder
- 4 Tropfen Rosengeranie
- 4 Tropfen Grapefruit
- 3 Tropfen Pfefferminze
- 2 Tropfen Lavendel fein

Diese Mischung nach Brust-OP vorsichtig auf Beine oder Arme auftragen und in Richtung Herz ausstreichen.

» Die Mischung fördert den Lymphfluss und wirkt entstauend.

» Das Aufsprühen von Immortellen- oder Pfefferminz-Hydrolat vor dieser Anwendung kann zusätzlich unterstützend sein.

Neuropathien

Einige Chemotherapien verursachen Empfindungsstörungen in Händen und Füßen. Diese zeigen sich als Kribbeln, Taubheitsgefühl bis hin zu Rötungen und offenen Hautstellen. Rückfettende Pflege der betroffenen Körperstellen kann vorbeugen und lindern.

Hautschutzcreme bei Neuropathien

- 25 g Sheabutter
- 25 ml Olivenöl
- 2 Tropfen Lavendel fein
- 2 Tropfen Karottensamen
- 2 Tropfen Weihrauch

Sheabutter im Wasserbad bei max. 37° Celsius schmelzen, die weiteren Zutaten dazu mischen und zum Abkühlen in eine verschließbare Cremedose füllen. Bitte nur mit einem sauberen Löffel entnehmen.
Die Creme ist ca. vier Wochen haltbar.

» Rosmarin-Hydrolat kann vor jeder Anwendung unterstützend auf die Haut gesprüht werden.

Handpeeling bei Empfindungsstörungen (Neuropathien)

„Gefühlvoll“

- 1 gehäufter TL Zucker
- 2 TL Olivenöl

Zucker und Öl vermischen, damit Hände oder Füße fünf Minuten peelen. Danach mit lauwarmem Wasser abwaschen.

» 1 Tropfen Zitrone in der Mischung wirkt zusätzlich durchblutungsfördernd.

» Die Mischung kann auch auf Vorrat hergestellt werden:
100 g Zucker mit Olivenöl auffüllen, bis der Zucker völlig mit Oivenöl getränkt ist. Für jede Anwendung 1 Teelöffel entnehmen.

Tumorschmerzen

Viele Krebspatienten leiden im Laufe ihrer Erkrankung an tumorbedingten Schmerzen. Häufig sind diese nicht konkret lokalisierbar, da durch das Wachstum des Tumors Reizungen des umliegenden Gewebes und der Nerven auftreten können. Metastasen in Knochen führen zu starken Schmer-

zen, Entzündungen und Durchblutungsstörungen.
Mit aromapflegerischen Anwendungen kann das Allgemeinbefinden und die Stimmung der Betroffenen durch die Wirkung ätherischer Öle positiv beeinflusst werden. Bei vielen Patienten bewirken Einreibungen und angenehme Raumdüfte Entspannung und Schmerzlinderung. Häufig können Pflegende und Patienten beobachten, dass Schmerzmedikamente schneller wirken und manchmal sogar geringer dosiert werden können.

Einreibemischung bei Tumorschmerzen

- 50 ml Mandelöl oder Johanniskrautöl
- 8 Tropfen Tonkaextrakt
- 4 Tropfen Lavendel fein
- 4 Tropfen Cajeput
- 4 Tropfen Orange
- 4 Tropfen Zeder

Streichen Sie sanft damit Hände, Arme, Beine oder Füße des Patienten ein.

» Diese Mischung fördert die Ausschüttung des Botenstoffs Endorphin. Endorphin ist ein körpereigenes „Schmerzmittel", welches die Schmerzempfindung herabsetzen kann.

Übelkeit und Erbrechen

Übelkeit zählt zu einer der häufigsten Nebenwirkungen der Chemotherapie, oft verbunden mit der Veränderung der Geschmackswahrnehmung und der Empfindlichkeit gegenüber Gerüchen. Die Betroffenen berichten von einem „metallischen" Geschmack und leiden zudem unter Appetitlosigkeit.

Riechsalz bei Übelkeit und Erbrechen

1 EL Salz
1 Tropfen Zitrone
1 Tropfen Bergamotte
1 Tropfen Pfefferminze

Salz in ein kleines verschließbares Gefäß geben, die ätherischen Öle auf das Salz geben und verschütteln. Bei Bedarf daran riechen.

! Aus Sicherheitsgründen empfehle ich, bei desorientierten Menschen und bei Kindern, das Salz durch Zucker zu ersetzen.

Ich erlebe immer wieder, dass Patienten begeistert sind vom wohltuenden Riechsalz. Obwohl man den Geruch nur einatmet, schmeckt man den frisch-minzigen Geschmack der Pfefferminze.

Roll-On „Frische Kick"

- 10 ml Wodka oder Weizenkorn
- 5 Tropfen Pfefferminze
- 5 Tropfen Zitrone
- 2 Tropfen Lavendel fein

Auf den Puls am Handgelenk bei Bedarf auftragen und daran schnuppern.

In mehreren Studien konnte gezeigt werden, dass Pfefferminzöl Übelkeit reduzieren oder sogar verhindern kann. In vielen Fällen sogar genauso gut wie die üblichen Medikamente die man bei Übelkeit und Erbrechen verabreicht.

Erschöpfung und Müdigkeit

Während der Erkrankung und der Behandlung kommt es bei vielen Betroffenen zu Müdigkeitserscheinungen und Erschöpfung. Die Patienten fühlen sich kraft- und energielos. Diese Situation wiederum zehrt an der vorhanden Lebensenergie, die gerade jetzt so nötig ist.
Stimmungsaufhellende und aktivierende ätherische Öle können die „Lebensgeister" wecken und zu mehr Kraft und Energie führen.
Der Patient erschnuppert sich seine „Energiedüfte" aus folgender Auswahl selbst:

- Bergamotte alternativ Grapefruit
- Lorbeer
- Mandarine rot
- Orange
- Pfefferminze
- Zeder
- Zirbelkiefer
- Zitrone

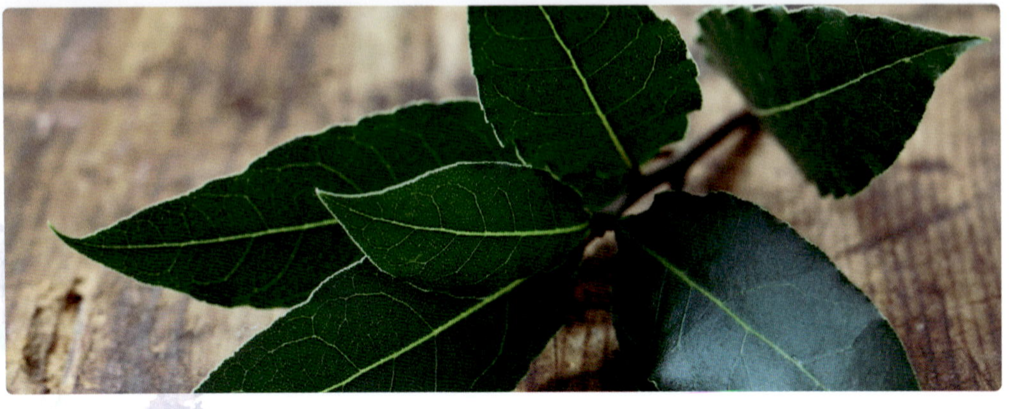

Roll-On „Energietankstelle“

- 10 ml Wodka oder Weizenkorn
- bis zu 15 Tropfen der ausgesuchten Düfte, siehe S. 107 (max. drei verschiedene)

Der Roll-On kann bei Bedarf auf den Puls der Unterarme oder auf den Solarplexus aufgetragen werden.

» Zwischendurch können ein paar Sprühstöße Rosmarin-Hydrolat auf Puls und Dekolleté erfrischen und beleben.

Parfumbalsam „Innere Kraft“

- 1 EL Kokosfett
- 6 Tropfen der ausgesuchten Düfte, siehe Seite 107 (max. drei verschiedene)

» Schmelzen Sie das Kokosfett und geben die ausgewählten ätherischen Öle dazu. Füllen Sie die Mischung in ein verschließbares Döschen.

» Bei Bedarf reiben Sie sich die Mischung auf den Puls und riechen daran.

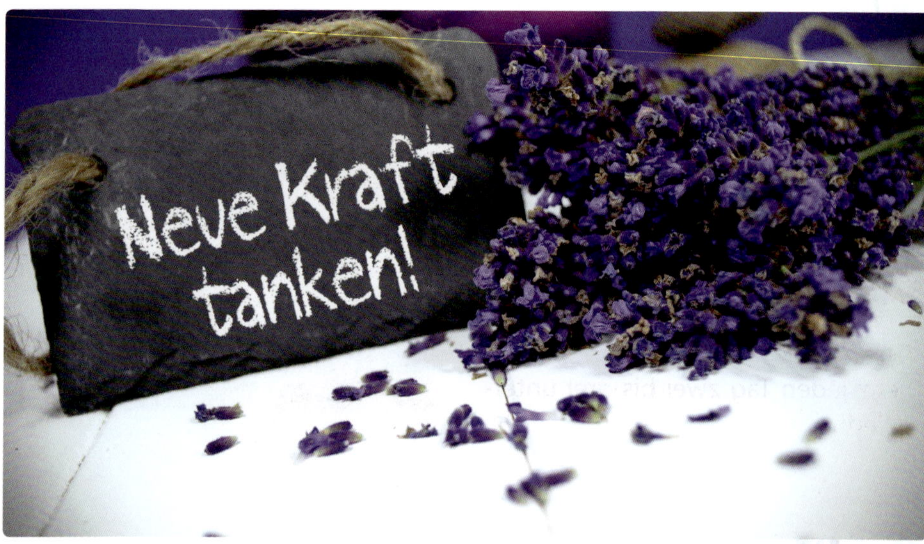

Ätherische Öle bei Demenz

Der Geruchssinn ist der älteste unserer fünf Sinne und eng mit Erinnerungen und Emotionen verbunden. Düfte gelangen direkt ins limbischen System und sind der Schlüssel zum biographischen „Schatzkästchen". Sie schließen das Kästchen auf und können Erlebtes noch nach vielen Jahren aus der „Erinnerungstruhe" holen und damit verbundene Gefühle spürbar machen.
Sie wirken über den Geruchssinn auf geistig-seelischer Ebene, so dass das Einatmen eines Duftes die Befindlichkeit beeinflussen kann. Es können durchaus auch unangenehme Gefühle und Erinnerungen sein. Daher ist es wichtig, ätherische Öle achtsam anzuwenden und unbedingt den Patienten in die Duftauswahl mit einzubeziehen.
Bei vielen Menschen mit Demenz/Alzheimer ist das Riechvermögen beeinträchtigt, dennoch können ätherische Öle ihre Wirksamkeit zeigen.

Tägliches „Dufttraining" aktiviert, animiert und fördert das Gedächtnis. Lassen Sie den Menschen mit Demenz jeden Tag zwei bis drei unterschiedliche Düfte schnuppern, die ihm früher gefallen haben – achten Sie auf Mimik und Körperhaltung und auf das, was der Betroffene plötzlich zu erzählen hat. Auf diese Weise entstehen oft Unterhaltungen über vermeintlich Vergessenes.

Auch bei demenziell Erkrankten ist es wichtig, sie in die Auswahl der ätherischen Öle so gut wie möglich einzubeziehen. Achten Sie auf Reaktion, Körperhaltung, Mimik usw. und verzichten Sie auf Öle, die die betreffende Person ablehnt.
Pflegende Angehörige kennen meist einen Teil der Biographie des Patienten und können entsprechend die Duftauswahl treffen. So kann zum Beispiel Lavendel- oder Rosenduft bei ehemals gartenbegeisterten Menschen Erinnerungen hervorrufen.

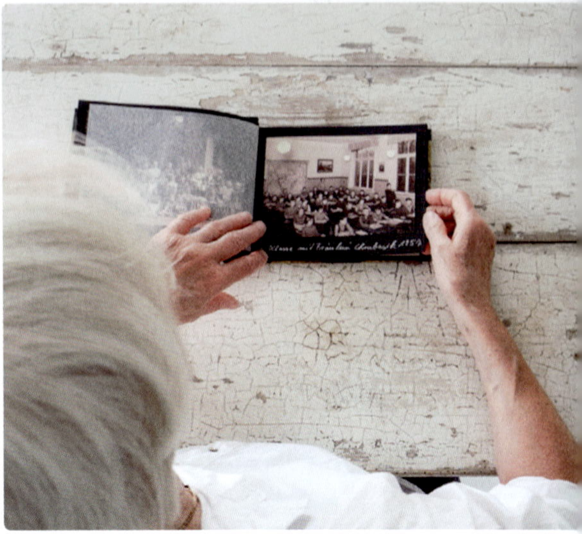

Ideen zur Duftauswahl bei Menschen mit Demenz:

Benzoe Extrakt – die Einhüllende
erinnert an Vanillepudding und ans Backen

hilfreich bei:
- Ängsten
- Anspannung

Vermittelt Geborgenheit und Ruhe.

Bergamotte – die Erhellende
erinnert an Earl Grey Tee und Kölnisch Wasser

hilfreich bei:
- Schlafstörungen
- Angstzuständen
- Depressiver Verstimmung
- Unruhe

Kamille römisch – die Kamille für die wunde Seele
erinnert entfernt an überreifen Apfel

hilfreich bei:
- starker Unruhe
- Psychischer Verkrampfung
- Ängsten
- Aggressionen
- Unruhe
- Schlafstörungen
- bei seelischem Trauma

Die Kamille römisch wirkt durch ihren hohen Anteil des Inhaltsstoffes Ester, stark beruhigend und aggressionshemmend. Sie ist ein wichtiges Öl für demente Menschen, die wütend oder sehr ängstlich reagieren. Sie eignet sich besonders gut für Menschen mit „zartem" und empfindlichen Nervenkostüm.
Sie hilft Situationen anzunehmen.

Lavendel fein – das Öl der Mitte
erinnert an Urlaub, Mottensäckchen und Garten

hilfreich bei:
- Schlafstörungen, aber nicht bei „Weglauftendenz"
- Ängsten
- Unruhe
- nervös bedingten Muskelverspannungen

Dosierung beachten, da sonst Umkehrwirkungen möglich!

Majoran – das „Magnesium" unter den ätherischen Ölen
erinnert an die Küche und an selbstgemachte Wurst

hilfreich bei:
- Unruhe
- Schlafstörungen
- seelischem Ungleichgewicht
- Krämpfen, auch bei seelischen Verkrampfungen

- loszulassen, anstatt sich zu empören

Für Menschen, die sich ärgern und dadurch angespannt und erschöpft sind.

Mandarine rot – die fruchtige Geborgenheit

erinnert an Kindheit, Weihnachten

hilfreich bei:

- Traurigkeit, Heimweh, vermittelt Geborgenheit
- Unruhe und Schlaflosigkeit – gering dosiert
- Ängsten
- Ich-Stabilisierung
- extremen Verspannungen

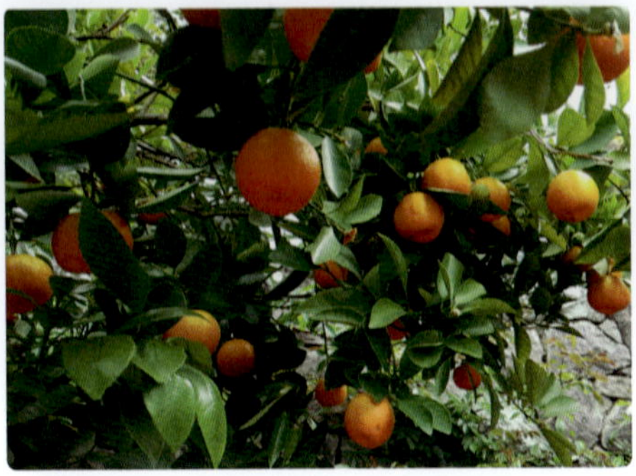

Melisse – die Herzöffnende

erinnert an Tee und Melissengeist

hilfreich bei:

- bei Angstzuständen (Herzangst)
- bei seelischem Bauchweh
- bei Schlafstörungen
- Unruhe
- führt vom Verstand zum Herzen

Wenn alles zu viel wird, das Herz rast, dann kann der Duft des Melissenöls beruhigen und ausgleichen.

Orange – sonnige Zuversicht

erinnert an die Adventszeit

hilfreich bei:

- Stress
- depressiven Verstimmungen
- seelischem Ungleichgewicht
- Anspannung
- Müdigkeit
- Appetitlosigkeit
- Heimweh

Hilft loszulassen von Vertrautem, zum Beispiel bei Heimweh oder Trauer und macht gelassener in schwierigen Situationen.

Pfefferminze – die kühle Frische

erinnert an Pfefferminztee

hilfreich bei:

- Hitzegefühl
- Konzentrationsschwierigkeiten
- lässt das „Geistige" gut verdauen
- Schmerzen, besonders bei Spannungskopfschmerzen
- bei Müdigkeit und Antriebsschwäche
- Übelkeit

Rosmarin ct. cineol – stark und aufrecht

erinnert an Kochen und Garten

hilfreich bei:

- Konzentrationsschwierigkeiten
- Müdigkeit und Antriebslosigkeit

Rosmarin wirkt belebend und konzentrationsfördernd. Er kann unterstützend für Denkaufgaben und Übungen in der Duftlampe verwendet werden.

Weihrauch arabisch – in der Ruhe liegt die Kraft

erinnert an Kirchenbesuche

hilfreich bei:

- großen Ängsten
- Unruhe
- Atemnot

Zeder – stark wie ein Baum

erinnert an Waldluft und Spaziergänge

hilft bei:

- Mut- und Kraftlosigkeit
- Unruhe
- Ängsten
- „Entwurzelung"
- Stimmungsschwankungen
- Heimweh

Zeder hilft in Situationen, in denen man das Gefühl hat, den Boden unter den Füßen zu verlieren. Bei Heimweh und Trennung tröstet und stabilisiert das Zedernöl.

Zirbelkiefer – die waldige Entspannung

erinnert an Waldspaziergänge

hilfreich bei:

- seelischem Ungleichgewicht
- Stress

Aus den aufgelisteten ätherischen Ölen können Sie mit dem Patienten zwei bis drei Öle aussuchen und daraus zum Beispiel ein Körper- oder Massageöl, einen Roll-On, ein Raumspray oder Duftkompressen herstellen und bei Bedarf verwenden. (siehe Anwendungsgrundlagen)

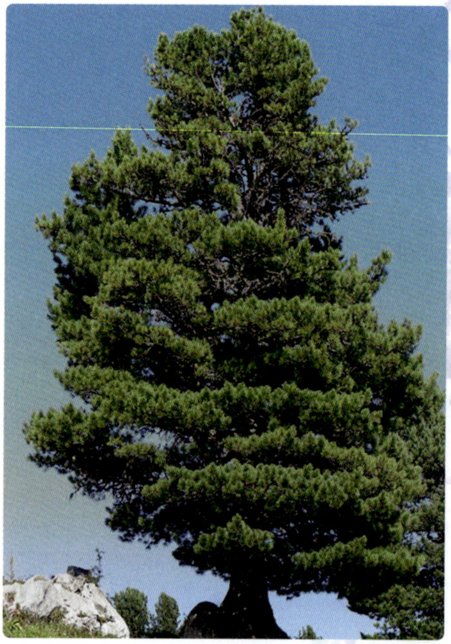

Mischungsvorschläge für Menschen mit Demenz

Art der Anwendung	Name	Rezeptur	Anwendung
Roll-On	"Kuscheldecke"	10 ml Jojobaöl, 2 Tropfen Benzoe Extrakt, 4 Tropfen Mandarine rot, 1 Tropfen Zeder	auf Puls auftragen
Roll-On	"Himmlische Entspannung"	10 ml Jojobaöl, 2 Tropfen Weihrauch, 3 Tropfen Orange, 2 Tropfen Vanillextrakt	auf Puls auftragen
Roll-On	"Kühler Kopf"	10 ml Jojobaöl, 2 Tropfen Zitrone, 4 Tropfen Pfefferminze, 2 Tropfen Zirbelkiefer	auf Puls oder Schläfen auftragen
Duft-kompresse	"Sanftmut"	1 Tropfen Kamille römisch, 2 Tropfen Mandarine rot	riechen
Duft-kompresse	"Stark und kraft-voll"	1 Tropfen Zeder, 1 Tropfen Orange	riechen
Duft-kompresse	"Schlaf gut"	1 Tropfen Majoran, 1 Tropfen Orange	riechen
Fußbad-mischung	"Angstfrei"	1 EL Sahne, 2 Tropfen Melisse 10 %, 1 Tropfen Lavendel fein	Mischung ins Fußbadewasser geben
Fuß-massageöl	"Baumstark"	10 ml Olivenöl, 1 Tropfen Zeder, 1 Tropfen Zirbelkiefer, 1 Tropfen Bergamotte	äth. Öle ins Olivenöl geben und Füße sanft massieren
Duft-lampen-mischung	"Konzentriert geht´s wie ge-schmiert"	2 Tropfen Rosmarin cineol, 3 Tropfen Zitrone	für Duftlampe und Aromavernebler

Aktivierung mit ätherischen Ölen

Handbäder

Durchführung: einfach
Vorbereitung: 5–10 Minuten

Material:
✓ Waschschüssel
✓ 1 EL Sahne oder Salz
✓ 1–2 Tropfen ätherisches Öl siehe unten

So geht´s:
1–2 Tropfen ätherisches Öl mit Sahne oder Salz emulgieren und in eine Waschschüssel mit Wasser geben.
aktivierend: Rosmarin cineol, Orange, Bergamotte
beruhigend: Lavendel fein, Rosengeranie, Kamille römisch, Melisse, Mandarine rot
stärkend: Zeder, Weihrauch

Handpeeling

Durchführung: sehr einfach
Vorbereitung: 5 Minuten

Material:
✓ Zucker
✓ Olivenöl oder Mandelöl
✓ 1 Tropfen Zitrone

So geht´s:
1 Teelöffel Zucker und Ölgemisch in die Handinnenflächen geben. Die Hände mit der Mischung peelen, danach mit lauwarmem Wasser waschen. Fördert die Durchblutung und regt die taktile Wahrnehmung an.
Die Wahl des ätherischen Öles kann Erinnerungen wachrufen (Lieblingsduft).
Lässt sich gut vor dem Handbad durchführen.

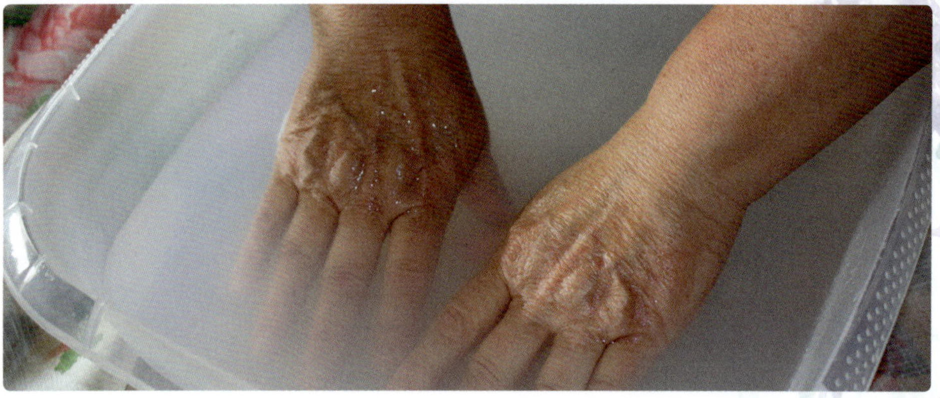

Fingerfühlung

Durchführung: sehr einfach
Vorbereitung: 5 Minuten

Material:
✓ Olivenöl oder Mandelöl oder Kokosfett
✓ 1 Tropfen Orange

So geht´s:
Hierbei geht es um eigenes Ertasten und Fühlen in Verbindung mit kleinen Massagetechniken. Die einzelnen Finger werden massiert, auch die Handinnenfläche.
Diese Art der Aktivierung kann sowohl morgens (aktivierend), als auch abends (beruhigend) erfolgen. (Ätherische Öle siehe Handbäder).
Es können auch angstlösende Öle wie Melisse, Rosengeranie oder Lavendel verwendet werden.
Der Patient widmet seine Aufmerksamkeit sich selbst, erfährt Berührung „am eigenen Leib" und nimmt sich selbst wahr.

Handwickel

Durchführung: einfach
Vorbereitung: 5–10 Minuten

Material:
✓ Weiches Handtuch
✓ Wärmflasche
✓ 1 Tropfen ätherisches Öl siehe unten

So geht´s:
Ein schmal, der Länge nach zusammengefaltetes Handtuch wird zwischen zwei Wärmflaschen oder Kirschkernkissen erwärmt. Auf die Innenseite des Handtuches gibt man einen Tropfen ätherisches Öl (so, dass kein Hautkontakt entsteht) und wickelt das Tuch locker um beide Hände.
Alternativ können zwei warme Waschhandschuhe verwendet werden.
Handwickel vermitteln Geborgenheit, wirken angstlösend und beruhigend.
Ätherische Öle: Lavendel fein, Melisse, Rosengeranie, Kamille römisch, Zeder, Mandarine rot.

Herausforderndes Verhalten

„Durch Sanftmut besiege man den Zornigen,
durch Güte den Bösen,
durch Wahrheit den Lügner."

(indische Weisheit)

Der Begriff „herausforderndes Verhalten" ist Laien eher bekannt als aggressives Verhalten demenziell erkrankter Menschen. Dieses Verhalten stellt pflegende Angehörige im Alltag vor schwierige und belastende Aufgaben, denn im wahrsten Sinne des Wortes werden Angehörige „herausgefordert". Solche Situationen sind erschreckend und machen manchmal auch Angst. War doch der geliebte Mensch früher so ganz anders, lieb, nett und höflich, wirkt er jetzt aggressiv und unfreundlich.

Vielleicht hilft es zu wissen, dass dieses Verhalten meist durch Überforderung und Angst in bestimmten Situationen entsteht. Der Patient erkennt irgendwann seine engsten Angehörigen nicht wieder und sieht eine fremde Person vor sich, die ihn zur Toilette begleitet, ihn entkleiden oder waschen möchte. Das macht ihn unsicher und ängstlich. Er reagiert ebenso wie ein gesunder Mensch in diesem Moment einem fremden Menschen gegenüber reagieren würde.

Mit Hilfe ätherischer Öle können solche Situationen entschärft werden. Manchmal funktioniert das nicht gleich beim ersten Mal. Das kann daran liegen, dass der gewählte Duft nicht passt oder die Anwendung ungeeignet ist. Versuchen Sie während des „normalen" Alltages passende Düfte zu finden, damit Sie in schwierigen Situationen nicht erst überlegen müssen, welcher Duft jetzt helfen könnte.

Wenn Sie merken, dass Angst, herausforderndes Verhalten und Unruhe längst keine Seltenheit mehr sind, können Sie bei der täglichen Pflege beruhigende, stresslösende und aggressionsmildernde ätherische Öle verwenden.

Körperöl „Ganz entspannt"

- 50 ml Mandelöl oder Olivenöl
- 4 Tropfen Orange
- 4 Tropfen Kamille römisch
- 2 Tropfen Lavendel fein
- 2 Tropfen Majoran

Diese Mischung kann jeden Morgen nach der Pflege als Körperöl verwendet werden.

„Duftender Kleiderbeutel"

- 1 Tropfen Mandarine rot
- 1 Tropfen Benzoe Extrakt
- 1 Tropfen Kamille römisch

» Geben Sie die ätherischen Öle auf ein Baumwollläppchen oder ein Papiertaschentuch. Legen Sie dies mit der Nachtwäsche zusammen in einen Beutel. Die Kleidung nimmt den Duft der beruhigenden und entspannenden Mischung an.

Raumspray „Keine Angst"

- 25 ml Orangenblüten-Hydrolat
- 25 ml Wodka oder Weizenkorn
- 5 Tropfen Kamille römisch
- 10 Tropfen Mandarine rot
- 3 Tropfen Zeder
- 2 Tropfen Benzoe Extrakt

» Diese Mischung muss vor jeder Anwendung gut geschüttelt werden.

» Sie kann sowohl im Raum versprüht werden, als auch auf einem Schal oder Pullover.

Duftkompresse als Einstecktuch

- 1 Tropfen Kamille römisch
- 2 Tropfen Mandarine rot

» Alternativ:
1 Tropfen Orange
1 Tropfen Benzoe Extrakt

Verschiedene Grundmischungen

Grundmischungen sind Mischungen aus ätherischen Ölen für verschiedene Anwendungsmöglichkeiten.
Entsprechend der Rezeptur werden die ätherischen Öle zunächst in eine 5 ml Flasche mit Tropfeinsatz gefüllt und vermischt.
Grundmischungen eignen sich zur Raumbeduftung, für Duftkompressen (1 bis 2 Tropfen), für Waschungen in Salz oder Sahne emulgiert (2 bis 3 Tropfen im Waschwasser) oder für Körperölmischungen (ca. 10 Tropfen in 50 ml Pflanzenöl).

„Süße Träume"

- 20 Tropfen Lavendel fein
- 40 Tropfen Mandarine rot
- 20 Tropfen Benzoe Extrakt
- 20 Tropfen Zeder

„Santalinchen"

- 20 Tropfen Sandelholz
- 20 Tropfen Kamille römisch
- 40 Tropfen Mandarine rot
- 10 Tropfen Melisse 10 %
- 10 Tropfen Zeder
- 4 Tropfen Narde

» In dieser Mischung werden zwei ätherische Öle (Sandelholz und Narde) verwendet, die nicht zu den Standardölen in diesem Buch gehören. Die Mischung hat sich bei starker Unruhe und Schlafstörungen, verbunden mit Angst, sehr bewährt.

„Mensch ärgere dich doch nicht"

- 20 Tropfen Kamille römisch
- 20 Tropfen Tonkaextrakt oder Benzoe Extrakt
- 20 Tropfen Orange
- 30 Tropfen Mandarine rot
- 10 Tropfen Neroli 10 %

» Diese Mischung eignet sich bei Patienten mit herausforderndem Verhalten, Ärger, Unruhe und Stress

Raumbeduftung

- 4–6 Tropfen Grundmischung „Süße Träume", „Santalinchen" oder „Mensch ärgere dich doch nicht"

» Ätherische Öle in eine Duftlampe geben.

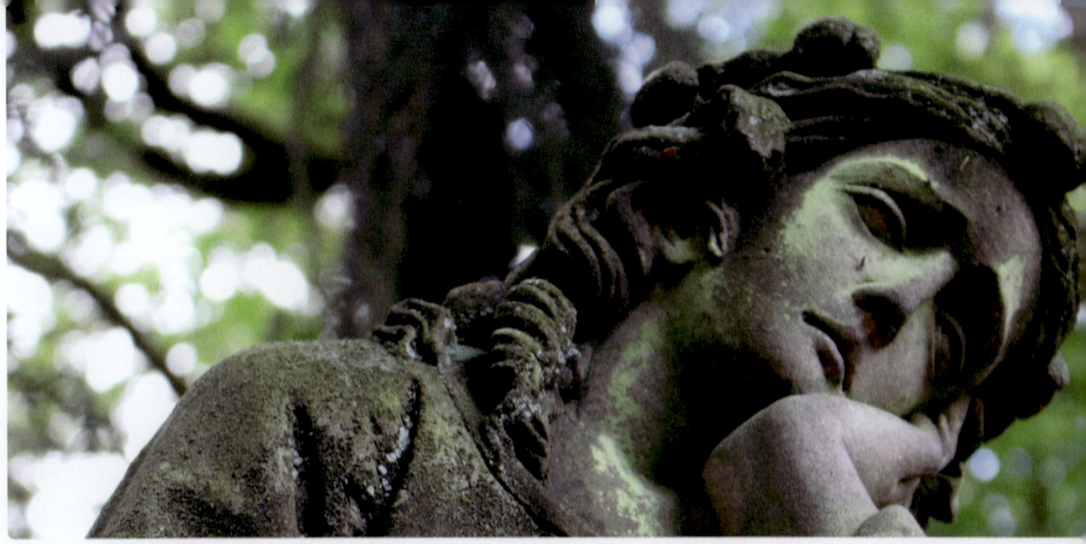

Sterbebegleitung „Das Leben abgeben“

Sterben gehört zum Leben wie die Geburt. Leider wird in unserem Kulturkreis ungern über das Thema Sterben und Tod gesprochen. Häufig, wird sogar gänzlich darüber geschwiegen. So trifft es manche Menschen „aus heiterem Himmel“.

Durch meine Weiterbildung zur Hospizbegleiterin und die Begleitung meiner beiden Großmütter in ihren letzten Wochen und Lebenstagen habe ich mich mit dem Sterben sehr intensiv beschäftigt.

Beide Omis sind in meinem Beisein verstorben. Ich bin bis heute sehr dankbar, dass ich dabei sein durfte. Diese Erfahrung hat mein Leben soviel reicher gemacht.

Manche Menschen können sich über längere Zeit auf ihr Sterben oder auf das Sterben geliebter Menschen „vorbereiten“. Andere wiederum werden plötzlich mitten aus dem Leben gerissen.

Ätherische Öle können Sterbende und Angehörige im Sterbeprozess ganzheitlich unterstützen. Sie schaffen eine angenehme Raumatmosphäre, mildern Ängste, vermitteln Geborgenheit und können Schmerzen lindern.

Um das Sterben besser verstehen zu können, hat die bekannte Psychiaterin und Sterbeforscherin Elisabeth Kübler-Ross (1926–2004) das Sterben in fünf Phasen eingeteilt:

- Erste Phase: Nicht-wahr-haben-wollen
- Zweite Phase: Zorn
- Dritte Phase: Verhandeln
- Vierte Phase: Depression
- Fünfte Phase: Zustimmung

Diese Einteilung erleichtert Angehörigen oder auch Menschen, die Patienten begleiten, oftmals das „Verstehen“ und den Umgang mit dem Sterben.
Bei jedem Verlust, sei er noch so banal, erleben Menschen diese Phasen, wenn auch in abgeschwächter Form. Somit hat im Grunde jeder, ohne es bewusst wahrgenommen zu haben, diese Phasen schon einmal erlebt. Auch in der Zeit der Trauer erleben die Hinterbliebenen ähnliche Phasen. Allerdings laufen die Sterbephasen nicht immer genau in dieser Reihenfolge strickt ab. Manchmal werden auch Phasen übersprungen oder nochmals durchlebt.
In jeder dieser Phasen können ätherische Öle unterstützen, sollten aber immer mit Einverständnis des Betroffenen eingesetzt werden. Durch die Anwendung ätherischer Öle können Wohlbefinden gefördert und Beschwerden gelindert werden.

INFO

Wichtig ist, dass die ätherischen Öle grundsätzlich in den Sterbephasen ganz zart dosiert werden, die Verdünnung also unter 1 % liegen sollte.

Die Anwendung von Duftkompressen, Roll-Ons, Körperölmischungen, Bädern oder Raumsprays ist – je nach Wunsch des Patienten – möglich.

Der Wunsch nach Berührung wird oft nicht geäußert, selbst wenn er besteht, sodass man mit kleinen Einreibungen oder Teilmassagen einen „Vorwand“ hat.

In diesem Kapitel möchte ich noch drei weitere ätherische Öle vorstellen, die meiner Erfahrung nach in der Begleitung Sterbender eine große, unterstützende Rolle spielen:

Iris (Iris germanica/pallida)

Irisöl ist eine Kostbarkeit. Es gehört zu den teuersten Ölen auf dem Weltmarkt. Daher bieten viele Firmen eine 1 % ige Verdünnung an. Sie ist für die Anwendung in der Sterbebegleitung sehr empfehlenswert, denn der feine, pudrige, fast engelsgleiche Duft entfaltet sich erst richtig, wenn das Irisöl hoch verdünnt ist.

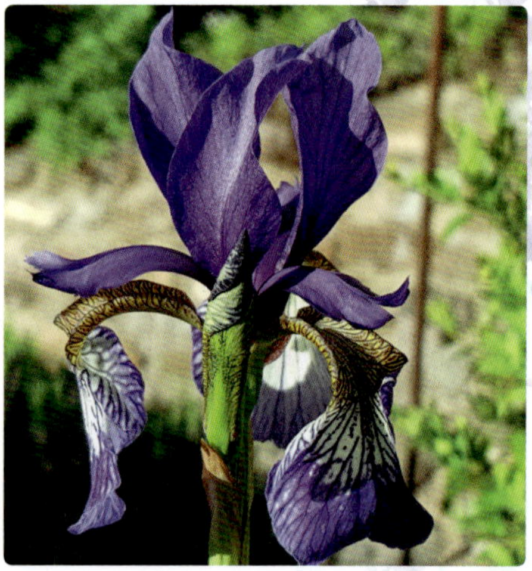

Dieses ätherische Öl wird aus dem Rhizom der Iris gewonnen und riecht dennoch fast blumig. Irisöl wirkt seelisch ausgleichend, stabilisierend und beschützend. Es hilft Sterbenden und Angehörigen, die schwere Zeit zu durchleben und loszulassen.

Sandelholz (Santalum album)

Das ätherische Sandelholzöl wird aus dem Kernholz des indischen Sandelholzbaumes gewonnen. Sein Duft ist samtig, balsamisch und aromatisch holzig.
Es wirkt sehr stark beruhigend und stabilisierend, richtet auf und mildert Ängste. Dafür sind die seltenen Inhaltsstoffe alpha- und beta-Santalol verantwortlich. Studien belegen, dass Sandelholz die gleiche beruhigende Wirkung hat wie manche Beruhigungsmedikamente.

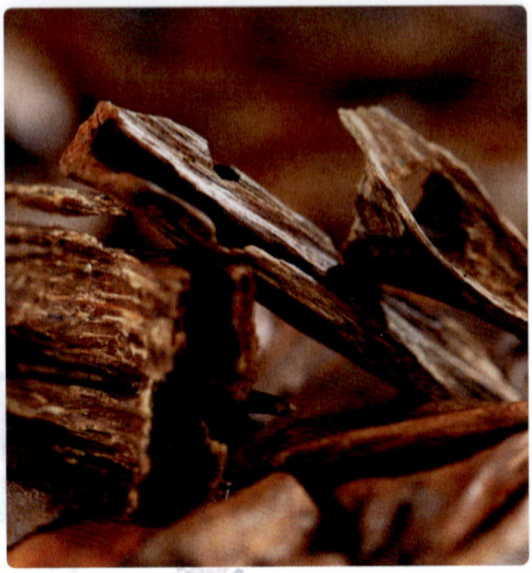

Rose (Rosa damascena)

Das wertvolle Rosenöl gilt als „Lebensanfangs- und Lebensende- Duft“. Daher begrüßt man damit bei der Geburt das Neugeborene und verabschiedet am Ende des Lebens den sterbenden Menschen. Nicht alle mögen den Duft am Lebensende. Das sollte man unbedingt berücksichtigen.
Auch das Rosenöl gibt es in einer 10% igen Verdünnung, was das Dosieren einfacher macht und das Öl erschwinglich.
Ätherisches Rosenöl wirkt stressreduzierend, ausgleichend, beruhigend und angstmildernd.

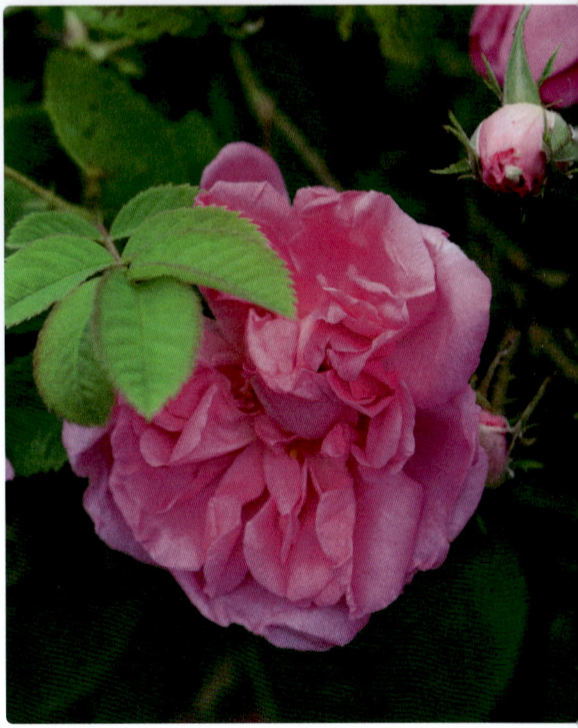

Erste Phase „Nicht-wahr-haben-wollen"

Schon bei der Feststellung der Diagnose einer schweren Krankheit sehen sich Patienten mit dem Tod konfrontiert. Betroffene und Angehörige fühlen sich wie gelähmt und können die Tatsache nicht glauben. Die Diagnose wird sogar in Frage gestellt oder die Patienten ignorieren sie und leben einfach so weiter wie bisher.
Das ist ein Schutzmechanismus unserer Psyche ,der vor emotionaler Überlastung bewahrt.

Duftkompresse „Kraft und Zuversicht"

- 1 Tropfen Rosmarin cineol
- 1 Tropfen Zitrone

Roll-On „Klarheit"

- 10 ml Jojobaöl
- 2 Tropfen Lorbeer
- 3 Tropfen Orange
- 2 Tropfen Zirbelkiefer

Fußbad „Innere Ruhe"

- 1 EL Salz oder Sahne
- 1 Tropfen Zeder
- 1 Tropfen Benzoe Extrakt
- 2 Tropfen Mandarine rot

Vermischen Sie die ätherischen Öle mit dem Salz oder der Sahne und geben Sie die Mischung ins Wasser.

Zweite Phase „Zorn"

In dieser Phase bricht Wut und Zorn aus dem Betroffenen heraus; ein Ventil sich zu entlasten. Die Frage: „Warum gerade ich?" stellt sich und macht wütend.
Diese Phase ist besonders für Angehörige sehr schwierig und belastend, denn nicht selten bekommen sie den Zorn direkt zu spüren. Dabei machen sich Angehörige Sorgen und möchten nur das Beste für den Patienten. Wichtig ist, dass sie sich emotional abgrenzen können und wissen, dass nicht „sie" mit den Wutausbrüchen und Anschuldigungen gemeint sind, sondern dies zum Sterbeprozess gehört.

Duftspray „Schutzengel" für Angehörige

- 50 ml Rosen- oder Orangenblüten-Hydrolat
- 3 Tropfen Iris 1 %
- 4 Tropfen Orange
- 2 Tropfen Bergamotte
- 4 Tropfen Melisse
- 2 Tropfen Zeder

Die ätherischen Öle werden mit dem Hydrolat gemischt. Diese Mischung wird wie ein Parfum verwendet und sollte vor jeder Anwendung geschüttelt werden.

Raumspray „Ganz entspannt"

- 50 ml Wodka oder Weizenkorn
- 5 Tropfen Mandarine rot
- 5 Tropfen Orange
- 10 Tropfen Kamille römisch
- 5 Tropfen Zirbelkiefer

Die ätherischen Öle werden mit dem Alkohol gemischt. Die Mischung kann in der Raumluft versprüht oder zwei Sprühstöße auf ein Kompressentuch zum Riechen gegeben werden.

Dritte Phase „Verhandeln"

Elisabeth Kübler-Ross beschreibt diese Phase als recht flüchtig. Außenstehende bekommen den Eindruck, dass der Betroffene sich mit der Diagnose ein Stück weit abgefunden hat. Er wirkt ruhiger und entspannter. „Ich weiß, dass ich sterben muss, aber ich würde doch so gerne noch die Hochzeit meiner Enkelin erleben. Danach kann der liebe Gott mich ja holen". So oder ähnlich sehen die Verhandlungen aus. Hoffnungen und Wünsche, die realistisch erscheinen, dürfen durchaus unterstützt werden, unrealistische Hoffnungen dagegen besser nicht.

Duftkompresse

- 1 Tropfen Zitrone
- 1 Tropfen Bergamotte

Roll-On „Zuversicht"

- 10 ml Jojobaöl
- 3 Tropfen Zeder
- 4 Tropfen Bergamotte
- 2 Tropfen Lorbeer

Vierte Phase „Depression"

In dieser Phase wird der Betroffene traurig, depressiv und zieht sich manchmal zurück. Der Verlust von Gesundheit und Leben, der Verlust von Chancen, zum Beispiel im Beruf und das Aufgeben von Zukunftsplänen machen unendlich traurig. Manchmal möchte der Kranke nicht mehr um sein Leben kämpfen, obwohl es noch Hoffnung von Seiten der Ärzte gibt. Dieser emotionale Rückzug sollte akzeptiert werden. Er ist wichtig, um sich auf weitere emotionale Reaktionen vorzubereiten.

Fuß- oder Handbad

„Innere Balance"

- 1 Esslöffel Salz oder Sahne
- 2 Tropfen Lavendel fein
- 1 Tropfen Rosengeranie
- 1 Tropfen Bergamotte

Vermischen Sie die ätherischen Öle mit dem Salz oder der Sahne und geben Sie die Mischung ins Wasser.

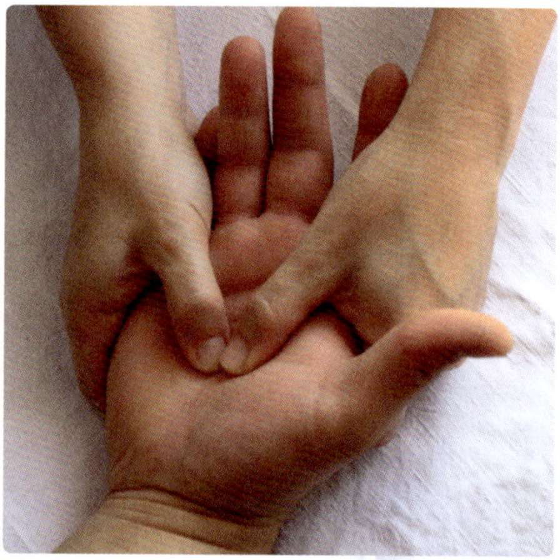

Hand- oder Fußmassageöl

„Mut tut gut"

- 50 ml Mandelöl
- 4 Tropfen Mandarine rot
- 3 Tropfen Benzoe Extrakt
- 2 Tropfen Zeder
- 3 Tropfen Bergamotte

Fünfte Phase „Zustimmung"

Der Betroffene stimmt dem Lebensende zu, wird ruhig, oft ist der Blick nach innen gerichtet und das Verlangen nach Ruhe groß. Nicht alle totkranken Menschen erreichen diese Phase irgendwann.

Für Angehörige ist das eine schwierige Situation, sie fühlen sich eventuell abgelehnt und hilflos. Sie müssen den geliebten Menschen bald „gehen lassen“. Dieses Loslassen ist schwer und schmerzlich.
Ich habe in dieser Zeit Düfte für mich als Unterstützer genutzt. Ätherische Öle können helfen, weniger Angst zu haben, konzentriert und aufmerksam zu sein oder etwas Ruhe zu finden.

Roll-On „Trost und Zuversicht“ für Angehörige

- 10 ml Jojobaöl
- 3 Tropfen Zeder
- 3 Tropfen Iris 1 %
- 3 Tropfen Bergamotte
- 2 Tropfen Melisse
- 1 Tropfen Lavendel fein
- 1 Tropfen Benzoe Extrakt
- 2 Tropfen Mandarine rot

Duftkompresse „Geborgenheit“

- 1 Tropfen Orange
- 1 Tropfen Benzoe Extrakt

Bei allen Anwendungen ist es wichtig, dass der Patient und die Angehörigen den Duft als angenehm und wohltuend empfinden.

Das Leben abgeben

Während dieser Zeit können Mischungen zu den jeweiligen Beschwerden bei Atemnot, Angst, Unruhe, Mundpflege usw. dem jeweiligen Kapitel des Buches entnommen werden.
Bei starker Angst, Unruhe und dadurch bedingtem Herzjagen kann eine Kompresse mit 1 Esslöffel Johanniskrautöl und 1 Tropfen Melisse beruhigend und entspannend wirken.

Essen und Trinken am Lebensende

Am Ende des Lebens verspürt der Mensch kaum noch Hunger oder Durst. Es reichen bereits kleine Mengen an Nahrung und Flüssigkeit aus.
Angehörige finden die Ablehnung von Essen und Trinken als sehr bedrohlich, weil das auch als deutliches Zeichen des nahenden Todes gesehen wird. Es ist wichtig zu verstehen, dass das ein völlig natürlicher Prozess ist, der zum Sterben dazu gehört und sogar notwendig ist. Die Reduktion von Flüssigkeit durch ausbleibendes Durstgefühl hat für den Sterbenden sogar lindernde Wirkungen:

- Durch den Flüssigkeitsmangel kommt es zur Ausschüttung körpereigener Morphine, den Endorphinen. Diese reduzieren das Schmerzempfinden des Patienten.
- Endorphine wirken zudem euphorisierend und dämpfend, wodurch der Sterbende sich in einer schläf-

rigen, gelösten Stimmung befindet.

- Der Körper verbraucht seine Flüssigkeitsreserven. Dadurch kommt es zu weniger Übelkeit und verbesserter Atmung.

Mit regelmäßiger, im besten Falle ½-stündiger Mundpflege kann Mundtrockenheit verhindert werden. Sie wird nämlich häufig mit Durstgefühl gleichgesetzt. Die Angehörige haben zugleich das Gefühl „etwas tun zu können" Seite 83.

Tipp

1 Tropfen Zitrone oder Limette (Aromaküche) in 100 ml Mineralwasser geben, einen Waschlappen oder ein Baumwollläppchen eintauchen und damit die Lippen befeuchten oder den Patienten daran saugen lassen.

Abschiedsritual „Gute Reise"

Folgende Mischung kann entweder als Körperöl oder als Raumspray verwendet werden, nachdem der Patient verstorben ist. Das Wort „ätherisch" bedeutet soviel wie „himmlisch". Darum finde ich es so passend, einen Duft als „Reise-Ritual" zu wählen, verbunden mit guten Wünschen der Angehörigen für den Verstorbenen. Auf dies Weise kann das Waschen und sanfte Einreiben des Verstorbenen in liebevoller Erinnerung im Gedächtnis bleiben. Manchmal erleichtert der Gedanke, dass ein geliebter Mensch sich auf die „Reise" begibt, das Loslassen.

Einreibung „Gute Reise"

- 20 ml Mandelöl oder 20 ml Orangenblüten-Hydrolat für ein Raumspray
- 2 Tropfen Iris 1 %
- 3 Tropfen Mandarine rot
- 1 Tropfen Rose 10 %
- 1 Tropfen Sandelholz oder Weihrauch

Raumspray „Gute Reise"

- 20 ml Orangenblüten-Hydrolat
- 2 Tropfen Iris 1 %
- 3 Tropfen Mandarine rot
- 1 Tropfen Rose 10 %
- 1 Tropfen Sandelholz oder Weihrauch

» Tipp: 1 EL der Mischung für Duftlampe oder Aromavernebler verwenden.

! Vor jeder Anwendung gut schütteln.

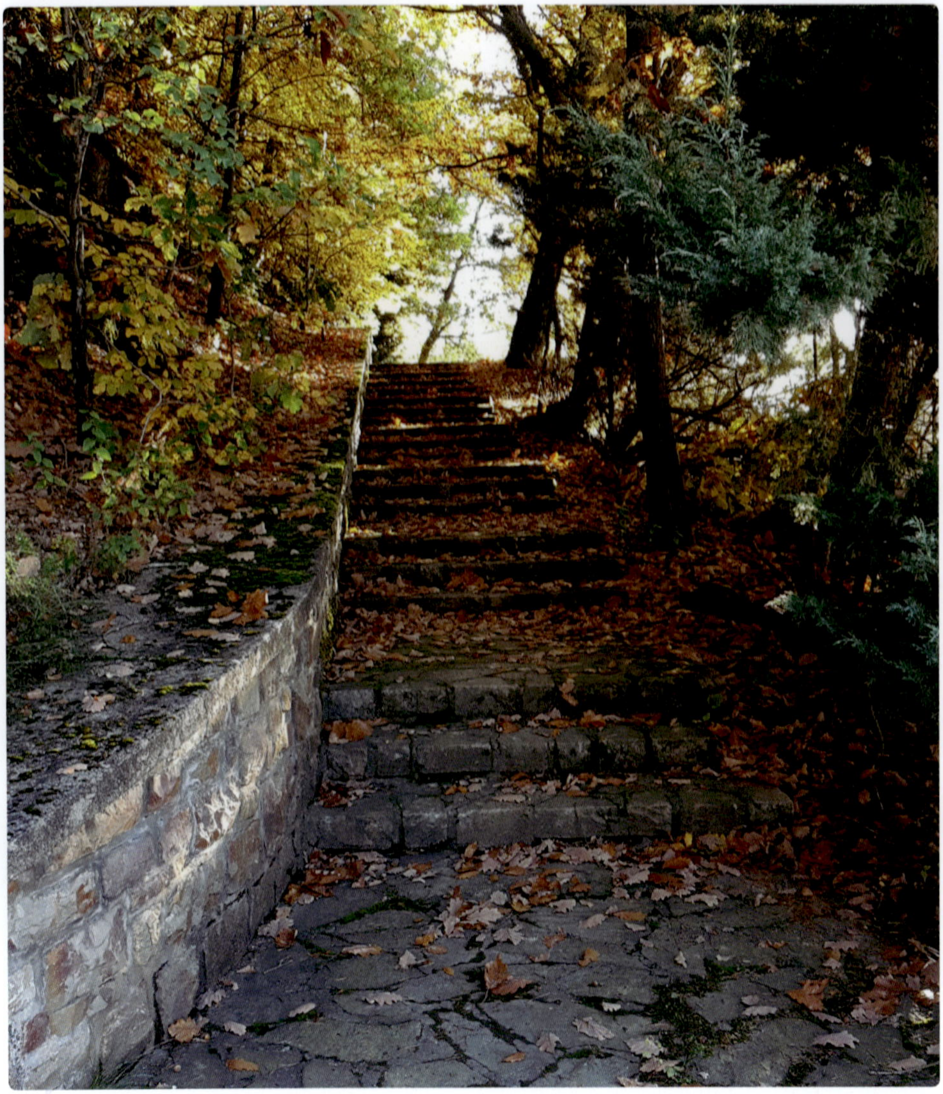

*„Hoffnung ist nicht die Überzeugung,
dass etwas gut ausgeht, sondern die Gewissheit, dass etwas Sinn hat,
egal wie es ausgeht.“*

(Vaclav Havel)

Selbstpflege für pflegende Angehörige

Die Pflege von Angehörigen kann sehr anstrengend und energieraubend sein. Abgeschlagenheit, Müdigkeit und Energieverlust erschweren den Alltag von pflegenden Angehörigen. Achtsamer Umgang mit sich selbst ist genauso wichtig wie die Pflege des Patienten. Nur wenn Sie selbst gut für sich selbst sorgen, sind Sie auch in der Lage, für andere da zu sein und sich um sie zu kümmern.

Versuchen Sie, sich mindestens einmal am Tag wenigstens 10 Minuten Zeit für Ihre „Selbstpflege" zu nehmen. Das kann Verschiedenes sein, zum Beispiel eine Tasse Tee oder Kaffee, ein Fußbad, eine Duftlampe mit Ihrem Lieblingsduft oder ein Lieblingslied in Ruhe genießen.

Düfte können die Stimmung heben, entspannen und beruhigen oder auch aktivieren. Schaffen Sie sich kleine „Inseln der Entspannung und des Wohlbefindens".

Fußbad „Insel der Ruhe"

- 1 EL Salz oder Sahne
- 1 Tropfen Lavendel fein
- 1 Tropfen Rosengeranie
- 2 Tropfen Orange

Vorratsmischung „Insel der Ruhe"

- 250 g Salz
- 10 Tropfen Lavendel fein
- 10 Tropfen Rosengeranie
- 20 Tropfen Orange

Vermischen Sie die Zutaten und füllen Sie diese in ein verschließbares Schraubglas.
Als rückfettende und hautpflegende Komponente können Sie noch fünf Esslöffel Jojobaöl in die Mischung geben.

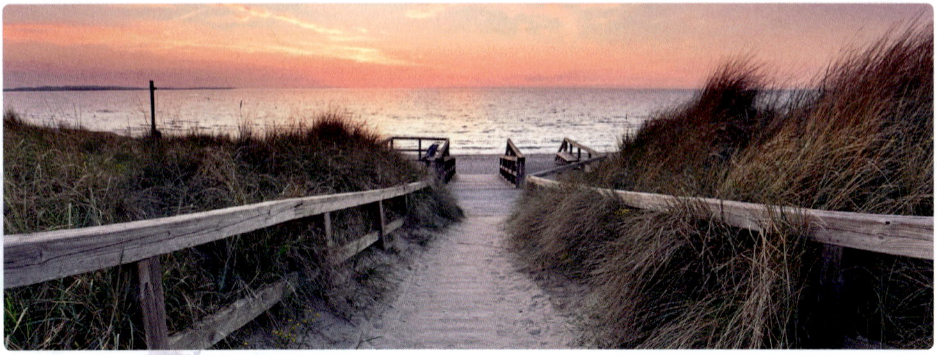

Fußbad Grundrezeptur

Ein Fußbad ist schnell zubereitet. Sie benötigen eine Schüssel in der Ihre Füße bequem Platz finden, Wasser, Salz oder Sahne und einen schönen entspannenden Duft.

- 1 EL Salz oder Sahne
- 4 Tropfen ätherische Öle nach Wahl

Vermischen Sie die ätherischen Öle mit dem Salz oder der Sahne und geben Sie dies dem Wasser zu.

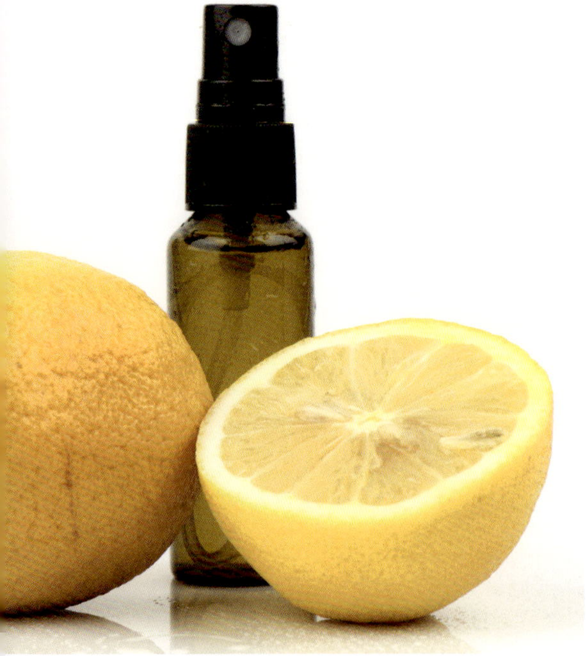

Fuß- und Körperöl

„Harmonie in mir"

- 50 ml Mandelöl
- 5 Tropfen Mandarine rot
- 5 Tropfen Benzoe Extrakt
- 3 Tropfen Rosengeranie
- 2 Tropfen Zeder

Parfum-Spray

„Die Sonne lacht"

- 25 ml Orangenblüten-Hydrolat
- 25 ml Wodka oder Weizenkorn
- 15 Tropfen Orange
- 5 Tropfen Zitrone
- 5 Tropfen Bergamotte
- 3 Tropfen Vanilleextrakt oder Benzoe Extrakt
- 2 Tropfen Rosengeranie oder Lavendel fein

Vermischen Sie erst die ätherischen Öle mit dem Alkohol und füllen Sie dann das Hydrolat dazu. Dieses Spray kann wie ein Parfum genutzt werden. Vermeiden Sie jedoch Sonnenbestrahlung, da die Zitrusöle die Lichtempfindlichkeit der Haut erhöhen können. Alternativ dazu sprühen Sie das Spray auf Ihren Schal.

Schlaflosigkeit und Gedankenkreisen

Gerade in schweren Zeiten finden wir nicht zur Ruhe. Trotz Müdigkeit können wir nicht einschlafen, da uns Sorgen-Gedanken immer wieder daran hindern. Abschalten funktioniert nur schwer oder gar nicht. Vielleicht können Düfte dazu beitragen etwas zu entspannen, um neue Kraft und Energie für den kommenden Tag zu sammeln.

Der Duft des Lavendels beruhigt nur bedingt. In meiner duftkommunikativen Arbeit konnte ich die Erfahrung sammeln, dass Menschen, die aufgrund von „Unerledigtem“, wie liegengebliebener Arbeit, ungeklärten Streitigkeiten, zu treffender Entscheidungen usw. mit dem Lavendelduft nicht zur Ruhe finden. Deshalb ist ein vorheriges Ausprobieren oder Probeschnuppern unbedingt erforderlich. Sollte der Duft unangenehm sein, suchen Sie sich einen anderen aus.

„Schlafwolke“-Duftbad

- 4 EL Sahne oder Salz
- 2 Tropfen Lavendel fein (alternativ Rosengeranie)
- 3 Tropfen Vanilleextrakt
- 3 Tropfen Mandarine rot

Vermischen Sie die ätherischen Öle mit dem Salz oder der Sahne und geben Sie dies ins Badewasser.

Duftkompresse „Loslassen“

» Geben Sie jeweils 1 Tropfen Kamille römisch und Mandarine rot und 1–2 Sprüher Rosen-Hydrolat auf ein Kompressentuch und legen dies in Kopfnähe, so dass Sie den Duft einatmen können.

Energieverlust und Abgeschlagenheit

Energie für zwischendurch

Besonders für pflegende Angehörige möchte ich das Rosmarin-Hydrolat empfehlen. Ich nenne es gerne den „Espresso der Aromatherapie“, denn es weckt „müde Geister“. Es kann uns immer wieder mal einen „Duftkick“ geben, wenn wir das Gefühl haben „nicht mehr zu können“, müde zu sein und dennoch durchhalten müssen. Kaufen Sie davon ein kleines Fläschlein, welches notfalls in die Handtasche oder Hosentasche passt, damit Sie es immer griffbereit haben.

So geht´s:
Einfach 1–2 Sprühstöße auf Gesicht (Augen geschlossen) und Dekolleté bei Bedarf sprühen.
Eine andere Möglichkeit ist, immer wieder mal an frischen zitrusartigen Düften zu schnuppern.

TIPP

Eine Peelingmischung kann auch auf Vorrat hergestellt werden.
100 g Zucker mit Pflanzenöl übergießen, bis der Zucker völlig bedeckt ist. Wer möchte, kann in die Mischung noch 5–10 Tropfen ätherische Öle nach Wahl geben.

SOS-Tipps für gestresste Hände

Unsere Hände haben es nicht immer leicht – gerade Pflegende müssen auf gute Handpflege achten, denn häufiges Händewaschen und -desinfizieren strapazieren die Hände sehr.

Peeling aus der Küche

- 1 TL Zucker
- 1 Esslöffel Pflanzenöl nach Wahl

Hände damit 2–3 Minuten „peelen“, danach mit lauwarmem Wasser abspülen.

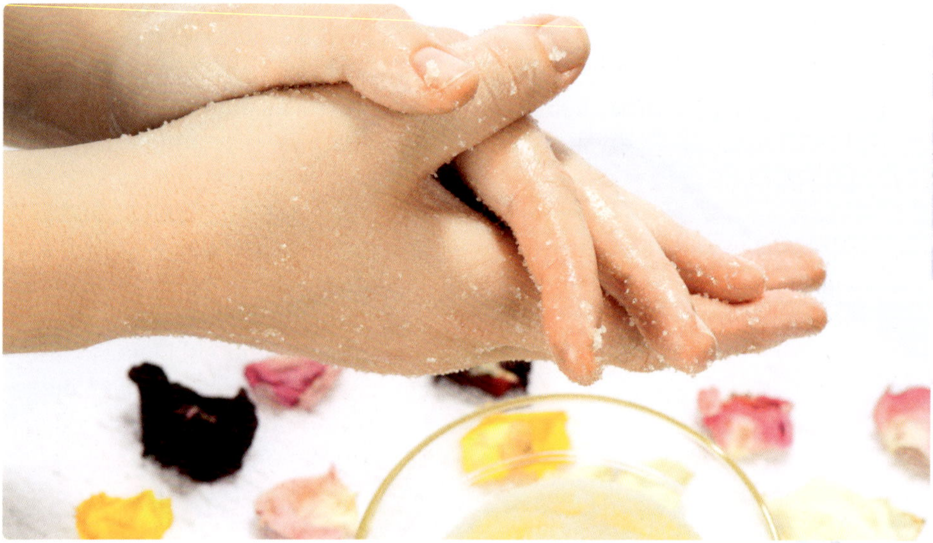

„Nagelpflege to go"

- 5 ml Jojobaöl
- 2 ml Olivenöl
- 2 ml Granatapfelsamenöl oder Kameliensamenöl
- 2 Tropfen Rosengeranie
- 2 Tropfen Lavendel fein

Die Mischung in einen Roll-On füllen und bei Bedarf die Nagelhaut damit pflegen.

Notfall-Öl bei rissigen Stellen an den Händen

- 10 ml Calendulaöl oder Mandelöl
- 1 Tropfen Benzoe Extrakt
- 1 Tropfen Lavendel fein
- 1 Tropfen Rosengeranie oder Manuka

Die betroffenen Hautpartien werden mit dieser Mischung vorsichtig betupft.

Handbalsam für jeden Tag

- 30 g Sheabutter
- 20 ml Pflanzenöl je nach Hauttyp
- 5–8 Tropfen ätherische Öle nach Vorliebe

Sheabutter bei max. 37° C schmelzen (z. B. im Wasserbad), restliche Zutaten dazugeben und rühren oder im geschlossenen Gefäß kräftig schütteln. Ich nehme z. B. einen batteriebetriebenen Milchaufschäumer, damit wird der Balsam schön fluffig.

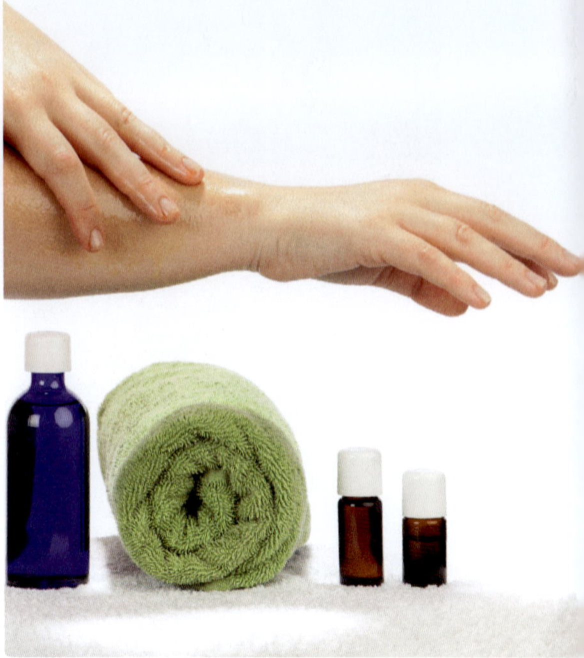

Anti-Stress-Öle und Vorschläge für Duftkompressen

Leitduft	Thema	Beschreibung d. Leitduftes	Duftkompresse
Bergamotte	„Sonnige Zuversicht spüren"	Bergamotte wirkt zweifach. Ausgleichend und beruhigend auf die Psyche und zugleich belebend.	1 Tr. Bergamotte 1 Tr. Lavendel fein
Benzoe Extrakt	„Geborgenheit"	Vermittelt Schutz und Geborgenheit. Der Duft wirkt einhüllend und tröstend bei seelischen Verletzungen.	1 Tr. Benzoe Extrakt 1 Tr. Orange
Rosengeranie	„Gelassen aus der Mitte leben"	Hilft Situationen anzunehmen, bringt Dinge ins Fließen. Alltagssorgen verfliegen und zerstreut Ängste.	1 Tr. Rosengeranie 1 Tr. Mandarine rot
Kamille römisch	„Schutz und Hilfe für die Seele"	Ein starker Helfer, wenn wir innere Ruhe und Harmonie suchen.	Tr. Kamille römisch etwas Rosen-Hydrolat
Lavendel fein	„Ruhe und Gelassenheit"	Wirkt beruhigend und ausgleichend. Der Duft lässt uns die eigene Mitte wieder finden und Entscheidungen treffen.	1 Tr. Lavendel fein 1 Tr. Zirbelkiefer
Lorbeer	„Klarheit und Frische"	Stärkt in Momenten großer Belastung. Hilft uns klare Gedanken zu fassen.	1 Tr. Lorbeer 1 Tr. Bergamotte
Orange	„Fruchtige Entspannung"	Erinnert an kuschelige Wintermonate und Weihnachtszeit. In stressigen Momenten beruhigt der Duft unser Gemüt und lässt Entspannung zu.	1 Tr. Orange 1 Tr. Benzoe Extrakt
Weihrauch	„Meditative Zuversicht"	Verbindet das Meditative mit Klarheit und dem Blick nach vorne. Er holt uns aus dem Alltag und öffnet für das Wesentliche.	1 Tr. Weihrauch 1 Tr. Orange
Zeder	„Stark wie ein Baum"	Vermittelt ein Gefühl der Sicherheit. Läßt uns „Krafttanken", wenn uns der Boden unter den Füßen fehlt.	1 Tr. Zeder 1 Tr. Bergamotte

Stichwortverzeichnis

A

B

C

D

E

F

H

I

K

L

M

N

O

P

Über die Autorin

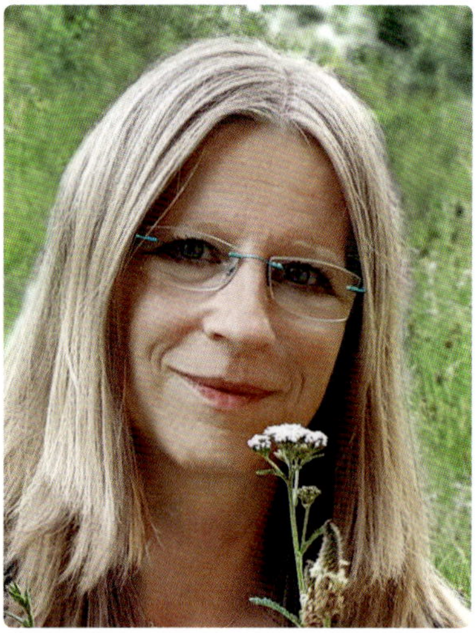

Sabrina Herber

Aromaexpertin für Pflege- und Heilberufe
Gesundheitspraktikerin
Hospizbegleiterin
MediAkupress Praktikerin nach dem Konzept „Begleitende Hände"
Seminarleiterin und Autorin

ViVere Schule für Aromatherapie und Aromapflege
www.vivere-aromapflege.de

ViVere
SABRINA HERBER

Ein Poster zum Thema Pflege und ein gratis Dosierkärtchen zum Ausdrucken finden Sie unter: vivere-aromapflege.de

oder einfach QR Code mit dem Handy scannen:

Weiterführende Literatur

Braunschweig, Ruth von: Pflanzenöle - Qualität, Anwendung und Wirkung, Stadelmann Verlag 2018

Bühring, Ursel: Praxis Heilpflanzenkunde, Haug Verlag 2016

Bühring, Ursel: Heilpflanzenrezepte, Verlag Eugen Ulmer 2014

Fischer-Rizzi, Susanne: Himmlische Düfte - Aromatherapie, Hugendubel 1992

Herber, Sabrina; Zimmermann Eliane: Aromapraxis für Pflege und Heilberufe Haug Verlag 2024

Herber, Sabrina; Zimmermann Eliane: Aromatherapie für Kinder, Verlag Eugen Ulmer 2018

Herber, Sabrina; Zimmermann Eliane: Aromatherapie für Kopf und Seele, Verlag Eugen Ulmer 2022

Herber, Sabrina; Zimmermann Eliane: Aromatherapie – Begleitung bei Tumorerkrankungen, Bezug: shop-vivere.de

Herber, Sabrina: Basics Ätherische Öle, Verlag Eugen Ulmer 2024

Huber, Gudrun; Casagrande, Christina: Komplementäre Sterbebegleitung, Haug Verlag 2011

Kettenring, Maria M.: Duftküche: 80 Vitalrezepte mit ätherischen Ölen, Kneipp Verlag 2014

Kettenring, Maria M.: Hausapotheke Ätherische Öle, Verlag Eugen Ulmer 2024

Kostrzewa, Gerhard: Hospizliche Altenpflege, Hans Huber Verlag 2010

Werner, Monika; Braunschweig, Ruth von: Praxis Aromatherapie, Haug Verlag 2016

Zeh, Katharina; Anusati Thumm: Handbuch Ätherische Öle, Verlag Eugen Ulmer 2024

Zimmermann, Eliane: Hydrolate - Pflanzenwässer, die vergessene Dimension der Aromatherapie, Grasl 2018

Zimmermann, Eliane: Aromatherapie für Pflege- und Heilberufe, Haug Verlag 2018

Zimmermann, Eliane: Aromatherapie für Sie, Trias Verlag 2016

Zimmermann, Eliane: Aromatherapie – Die Heilkraft ätherischer Pflanzenöle, Irisiana Verlag 2016

Weitere Informationsquellen

www.aromapraxis.de

www.vivere-aromapflege.de

Podcast „Aromatherapie für die Ohren“ (überall dort, wo es Podcasts gibt)

Laboradressen zur Erstellung von Aromatogrammen

Biovis Diagnostic MVZ, Limburg, www.biovis.de, Dr. Andrea Thiem

Labor L & S Enterosan, Bad Bocklet-Großenbach, www.labor-ls.de, Dr. Andreas Rüffer / Diana Krause

Ganzimmung Diagnostic A, Mainz, www.ganzimmun.de, Dr. Edith Lang

Apotheken, die Aromatogramme bearbeiten

OK Apotheke am Kolpingplatz, Karlsruhe www.ok.apotheke-karlsruhe.de

Hessel Apotheke, Wiesloch www.hessel-apotheke.de

Licht Apotheke, Eckernförde www.die-licht-apotheke.de

Burg-Apotheke, Königstein www.apotheke-koenigstein-app.de

Bezugsquellennachweis

Bahnhofapotheke: *www.bahnhof-apotheke.de*
Fertige Aromapflegemischungen, Hydrolate ohne Alkohol, ätherische Öle

Bergila: *www.bergila.com*
Kleine aber feine Auswahl ätherischer Öle, besonders Latschenkiefer, Wacholder, Zirbenkiefer uvm.

Evelyn Deutsch: *www.aromapflege.com*
Cremedosen, Sprühflaschen, Roll-Ons, ätherische Öle von Farfalla, Aromapflegemischungen

Farfalla: *www.farfalla.eu*
Ätherische Öle, Hydrolate ohne Alkohol, elektrische Duftgeräte

Feeling: www.feeling.at
Ätherische Öle, Hydrolate ohne Alkohol, elektrische Duftgeräte

Jophiel: *www.jophiel-aromaoele.de*
Ätherische Öle, Hydrolate ohne Alkohol

Neumond: *www.neumond.de*
Ätherische Öle, fertige Aromapflegemischung für den Pflegebereich

Primavera: *www.primaveralife.com*
Ätherische Öle, gebrauchsfertige Aromatherapieprodukte speziell entwickelt für den Pflegebereich, ätherische Öle, Pflegeöle, Hydrolate, elektrische Duftgeräte und Zubehör, Naturkosmetik

Taoasis: *www.taoasis.de*
Ätherische Öle, Ätherische Öle für die Aromaküche - zertifiziert als Lebensmittel

Vegaroma: *www.vegaroma.de*
Ätherische Öle für die Aromaküche - zertifiziert als Lebensmittel

Bruno Zimmer: *www.brunozimmer.de*
Pflanzenöle in guter Qualität und großer Auswahl

Rosa Heinz: *www.rosa-heinz.de*
Cremedosen, Sprühflaschen, Roll-Ons

Medi-Inn: *www.medi-inn.de*
Medikamentenbecher mit Deckel in vielen Farben

ViVere Shop: *www.shop-vivere.de*
Ätherische Öle, Hydrolate, Pflanzenöle, Roll ins, Inhalierstifte, Poster, Bücher und Webseminare

Therapeutische Musik von Dr. Arnd Stein:
http://www.vtm-stein.de

Bildnachweis

Mit freundlicher Genehmigung:
Umschlag: Fotolia © photocrew; Adobe Stock © Vladimir Voronin; U-Rückseite: © Sabrina Herber
Inhalt: © Primavera Life S. 42; © Sabrina Herber S. 23, 26, 28, 29, 30, 31, 32, 34, 35, 36, 37, 38, 43, 45, 50, 58, 66, 68, 74, 75, 76, 77, 79, 81, 91, 96, 99, 101, 111, 114, 119, 120, 121 r., 124, 127, 138
Fotolia: S. 10 © Botamochy, S. 12 © SusaZoom, S. 16 © Botamochy, S. 20 © epitavi, S. © victoria p., S. © megakunstfoto. S. 49 © srisakorn, S. 52 © absolutimages, S. 53 © Michael Rogner, S. 57 © behewa, S. 62 © PhotoSG, S. 63 © Melica, S. 64 © steinerpicture, S. 67 © Angela, S. 71 © Michael Rogner, S. 80 © Pixelmixel,S. 82 © steinerpicture, S. 87 © pauchi, S. 89 ©altin osmanaj, S. 90 © were, S. 93 © Yeko Photo Studio, S. 94 © unpict, S. 98 © Ralf Geithe, S. 100 © weseetheworld, S. 107 © Barbara Pheby, S. 108 © stockWERK, S. 109 © Anna Cor, S. 112 © Adamus, S. 121 l. © Sophie James, S. 219 © Jenny Sturm, S. 132 © steinerpicture , S. 133 © steinerpicture
Shutterstock S. 130 © wasanajai

Impressum

Die in diesem Buch enthaltenen Empfehlungen und Angaben sind von der Autorin mit größter Sorgfalt zusammengestellt und geprüft worden. Eine Garantie für die Richtigkeit der Angaben kann aber nicht gegeben werden. Autorin und Verlag übernehmen keine Haftung für Schäden und Unfälle. Bitte setzen Sie bei der Anwendung der in diesem Buch enthaltenen Empfehlungen Ihr persönliches Urteilsvermögen ein.

Der Verlag Eugen Ulmer ist nicht verantwortlich für die Inhalte der im Buch genannten Websites.

Anmerkung zur Schreibweise (Gendering): Gendergerechtigkeit und Inklusion sind bei uns gelebte Praxis – bei der Auswahl unserer Themen, bei der Recherchearbeit, in der Gestaltung. Unsere Texte meinen alle. Damit unsere Inhalte jedoch gut lesbar bleiben, verzichten wir in diesem Werk auf die jeweilige Mehrfachnennung oder Anpassung der Schreibweise bestimmter Bezeichnungen an die weibliche, männliche oder diverse Form.

Bibliografische Information der Deutschen Nationalbibliothek
Die Deutsche Nationalbibliothek verzeichnet diese Publikation in der Deutschen Nationalbibliografie; detaillierte bibliografische Daten sind im Internet über http://dnb.d-nb.de abrufbar.

Wollgrasweg 41, 70599 Stuttgart (Hohenheim)
E-Mail: info@ulmer.de
Internet: www.ulmer.de
Lektorat: Eva M. Diller
Umschlaggestaltung, Satz und Layout: Feliza K.-von Beckerath
Druck und Bindung: AZ Druck und Datentechnik, Kempten

Printed in Germany

ISBN 978-3-8186-2688-4

MIX
Papier | Fördert gute Waldnutzung
FSC® C008457
www.fsc.org